15 PRODUITS MIRACLES
pour prendre soin de soi

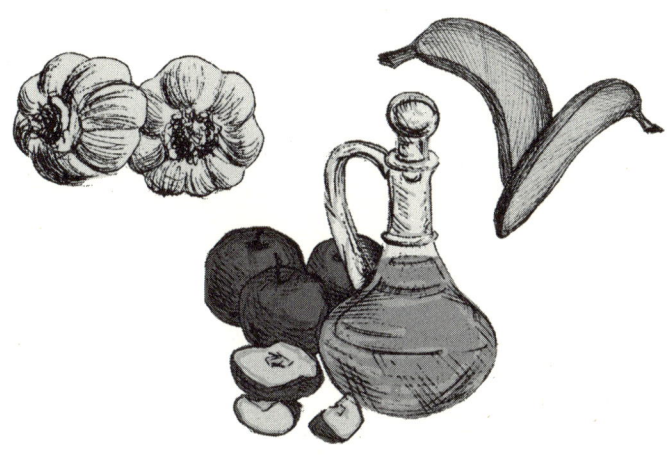

ÉDITIONS ESI

SOMMAIRE

Précautions d'usage 12

L'ail 15
Sirop contre la toux 17
Contre les cors 17
Chasser une verrue 17
Des ongles fortifiés à l'ail 18
Calmer les douleurs dentaires 18
Chute de cheveux 18
Un vermifuge 19
Un bouton d'acné 19
Des cors au pied 19
Chasser le mauvais cholestérol 20
De l'ail contre les mycoses 20
Tuer un ver intestinal 20
En finir avec l'herpès génital 21
Mal de gorge 21
Contre le pied d'athlète 21
De la purée contre la goutte ! 22
Soulager les douleurs musculaires 22
Lotion contre les furoncles 22
Contre un bouton de fièvre 23
Toux sèche 23
Maux de gorge 23

L'argile 25
Un dentifrice actif 27
Une belle peau 27
Aider à cicatriser plus vite 27
Apaiser un mal de dos 28
Masque purifiant 28
Un masque tonique 28
Contre les points noirs 29
Contre les boutons de fièvre 29
Masque antirides à l'argile 29
Contre les ulcères d'estomac 30
Soulager une brûlure légère 30
Baume contre les crevasses des mains 30
Soin pour cheveux plats 31
Assécher un bouton 31
Lutter contre la diarrhée 31

Un shampoing sec 32
En finir avec les jambes lourdes 32
Éliminer une verrue 32
Calmer les maux d'estomac 33
Soulager une entorse 33
Panser une plaie 33
Apaiser les douleurs articulaires 34
Un masque pour les peaux grasses 34
Un masque pour les peaux sensibles .. 34
Un masque capillaire 35
Contre les cystites 35
Hydrater sa peau en profondeur 35
Un masque désincrustant au thym 36
Cataplasme anticellulite 36
Un masque sensation propre 36
Un cataplasme contre l'extinction de voix 37
Masque régénérant 37
Un soin pour les peaux grasses 37

La banane 40
Masque pour cheveux secs 41
Contre une arête coincée 41
Les lendemains de soirées arrosées 41
Calmer le mal de mer 42
Masque désincrustant 42
De la vitamine ! 42
Venir à bout des points noirs 43
Après-rasage adoucissant pour les jambes 43
Antirides à la banane 43
Panser les brûlures peu profondes 44
Contre la gueule de bois 44
Soulager une piqûre de moustique 44
Baume à lèvres écolo 45
Combattre le stress 45
Soulager l'urticaire 45
Masque capillaire 46
Un masque hydratant 46
Éliminer une verrue 46
Une peau irritée 47
Masque anti peau sèche 47
Masque pour les cheveux secs 47

Sommaire

Le bicarbonate de soude................ 50
Lotion pour les boutons 51
Soulager les aphtes.................................. 51
Bain de pieds.. 51
Odeurs de pieds....................................... 52
Booster sa mémoire 52
Fortifier ses os 52
Stopper le hoquet.................................... 53
Fatigue 53
Dégager les bronches 53
Poils incarnés 54
Démangeaisons du cuir chevelu............ 54
Soigner les ampoules.............................. 54
Prévenir les mycoses 55
Extinction de voix 55
Un remède contre l'eczéma 55
Piqûre d'abeille.. 56
Éviter les nausées................................... 56
Soulager les pieds gonflés..................... 56
Gargarisme contre le mal de gorge........ 57
Digestion difficile 57
Maux de gorge... 57
Sus aux durillons..................................... 58
Enlever le feu d'une petite brûlure......... 58
En finir avec les cors 58
Sus aux remontées acides...................... 59
Sus aux démangeaisons 59
Assécher un bouton................................ 59
Apaiser les aphtes................................... 60
Pointes sèches 60
Boutons fessiers...................................... 60
Bain de vapeur... 61
Un beau décolleté.................................... 61
Des lèvres douces 61
Drainant naturel....................................... 62
Limiter la chute des cheveux.................. 62
Une crème pour les mains efficace........ 62
Fortifier les ongles 63
Resserrer les pores................................. 63
Lotion pour peaux grasses..................... 63

Peaux mortes 64
Préserver ses mains................................ 64
Ongles sales.. 64
SOS boutons 65
Soin dentaire... 65
Gommage magique 65
Des muscles plus endurants 66
Soulager un coup de soleil..................... 66
Limiter les problèmes dentaires............. 66
En finir avec les pellicules...................... 67
Contre les imperfections 67
Des cheveux souples.............................. 67
Mieux digérer 68
Soigner la gueule de bois....................... 68
Pieds odorants.. 68
Contre une piqûre d'insecte ou de méduse... 69
Brûlures d'estomac 69
Un bain deux en un................................. 69

La camomille 72
Bain détente... 73
Cheveux blonds brillants........................ 73
Infusion drainante................................... 73
Sommeil agité.. 74
Sport sans courbatures 74
Des plaques d'eczéma suintantes.......... 74
Contre les hémorroïdes 75
De la camomille contre les hémorroïdes... 75
Une épice contre le psoriasis................. 75
Maux de tête dus au soleil...................... 76
Bain oculaire 76
Contre l'insomnie.................................... 76
Préparer sa peau..................................... 77
Après-shampooing.................................. 77
Masque purifiant...................................... 77
Contre les courbatures........................... 78
Extinction de voix 78
Cicatriser de petites plaies..................... 78
Calmer l'aérophagie................................ 79
Soulager la conjonctivite........................ 79
Une huile relaxante................................. 79

Sommaire

Réduire la couperose 80
La poussée dentaire 80
Le rhume des foins 80
Réduire l'acné 81
Une digestion difficile 81
Contre les rhumatismes 81
Soulager les douleurs des règles 82
Calmer les irritations 82
Un bain relaxant 82
Retrouver le sommeil 83
Éclaircir les cheveux 83
Antipoches 83

Le citron 86
Crises de toux 87
Stopper une fringale 87
Purifier la peau 87
Gommage corporel 88
Bain détoxifiant 88
Prévenir les vergetures 88
Massage drainant 89
Bain apaisant 89
Massage zenifiant 89
Citronnade diurétique 90
Un antitranspirant naturel 90
Huile anticellulite 90
Sauna purifiant 91
Tonique maison 91
Resserrer les pores 91
Marques de couperose 92
Huile anti-âge 92
Masque régénérant 92
SOS mains gercées 93
Chasser les mauvaises odeurs des mains 93
Hydrater les mains rapidement 93
Halte aux cheveux mous 94
Chasser les pellicules 94
Réguler les cheveux gras 94
Shampooing antipelliculaire 95
Lotion astringente citronnée 95
Crème nourrissante de nuit 95

Apaiser la peau 96
Effet bonne mine 96
Taches de rousseur 96
Rouge à lèvres naturel 97
Halte aux cheveux ternes 97
Gommage corporel 97
Un tonique maison 98
Huile nourrissante 98
Lotion astringente 98
Soin pour peaux sèches 99
Cure ancestrale anti-âge 99
Baume maison 99
Retrouver un teint frais 100
Coupe-faim naturel 100
Chasser les kilos en trop 100
Jambes de déesse 101
Huile contre la peau d'orange 101
Halte à la cellulite 101
Bain drainant 102
Crème nourrissante corporelle 102
Cataplasme anticellulite 102
SOS mains abîmées 103
Le régime miracle au citron 103
Nourrir sa peau 103
Brûler les graisses 104
Gommage maison 104
Soin anti-vergetures 104
Soin antirides 105
Pour des mains douces 105
Huile aroma-massage complète 105
Coude rugueux 106
Bain revigorant 106
Gommage corporel 106
Adoucir la peau 107
Apaiser la couperose 107
Crème régénératrice maison 107
Chasser la corne plantaire 108
Des cheveux fortifiés 108
SOS cheveux secs 108
Éclaircir les cheveux 109
Bain tonique 109

Sommaire

Baume à lèvres maison	109
Combattre les boutons	110
Saignement des gencives	110
Toux d'irritation	110
Apaiser les douleurs musculaires et articulaires	111
Dégager les bronches	111
Combattre le stress	111
Cataplasme contre les rhumatismes	112
Saignement de nez	112
Vomissements	112
Crise de goutte	113
Mal des transports	113
Extinction de voix	113
Vers	114
Chasser les varices	114
Éviter les phlébites	114
Mauvaise circulation sanguine	115
Apaiser les rhumatismes	115
Booster ses performances	115
Combattre la rétention d'eau	116
Éviter le mal de mer	116
Remède antimigraine	116
SOS mauvaise haleine	117
Enrayer une gastro-entérite	117
Combattre une grippe	117
Halte aux crises de foie	118
Stop aux épidémies hivernales	118
Renforcer le système immunitaire	118
Éviter les bosses	119
Traiter une anémie	119
Combattre l'acidité gastrique	119
Éliminer les cors aux pieds	120
Lourdeurs d'estomac	120
Halte aux bleus	120
Ramollir un furoncle	121
Favoriser la circulation sanguine	121
Contre les engourdissements	121
Soulager une cystite	122
Retrouver du tonus	122
Coupe-faim naturel	122
Halte aux boutons de fièvre	123
Prévenir les ampoules	123
Coup de froid	123
Enrayer la constipation	124
Mauvaise haleine	124
Calmer les maux de gorge	124
Faire baisser la fièvre	125
Apaiser les douleurs articulaires	125
Fatigue intense	125
Faciliter la digestion	126
Un bain drainant	126
Infusion anti-rhinite	126
Aide à la digestion	127
Extinction de voix	127
Activer la circulation du sang	127

Les glaçons 130
Contre les vomissements	131
Un glaçon pour arrêter les saignements de nez	131
Contre l'allaitement douloureux	131
Halte au hoquet	132
Contre le hoquet	132
Retirer une écharde sans douleur	132
Raffermir sa poitrine	133
Limiter un bleu	133
Préparer sa peau au maquillage	133
Une épilation indolore	134
Un teint éclatant	134
Contrôler la qualité des produits congelés	134
Une piqûre d'insecte	135
Dégonfler les paupières	135
Dégonfler les yeux	135

L'huile d'amande douce 138
Exit les rides	139
Exit la migraine	139
Une peau lisse	139
Un démaquillant maison	140
Masque au riz maison	140
Soulager l'eczéma	140

SOMMAIRE

Un liniment sur-mesure 141
Démaquiller une peau sèche 141
Apaiser de légères brûlures 141
Baume pour cheveux abîmés 142
Contre les ongles trop durs 142
Baume pour cheveux secs 142
Apaiser les pieds exténués 143
Bien hydrater son corps 143
Contre les courbatures 143
Des jambes douces après rasage 144
Contre l'eczéma 144
Un shampooing aux œufs 144
Des champignons sur les ongles 145
Faire passer une migraine 145
Chasser rhumatismes et douleurs articulaires 145
Soigner une brûlure 146
Un gommage maison 146
Un masque coup d'éclat 146
Des mains abîmées 147
Un savon sans savon 147
Anticellulite 147
Entretenir la peau de reptile 148
Un gommage à l'amande 148
Contre les pellicules 148
Un soin des lèvres 149
L'atténuation des vergetures 149
Un masque peau douce 149

L'huile d'olive 152
Huile de massage 153
Crème de nuit hydratante 153
Des seins plus fermes 153
Mamelons irrités par l'allaitement 154
Tonus et brillance des cheveux 154
Contre l'eczéma 154
Antirides naturel 155
Soulager les mains rougies 155
Autobronzant naturel 155
Contre les jambes lourdes 156
Raffermir la poitrine 156

Talons cornés 156
Éliminer la résine 157
Atténuer la couperose 157
Gommage à la lavande 157
Un masque nourrissant pour les cheveux 158
Un estomac léger 158
Nettoyer les fesses de bébé 158
Pour la beauté des seins 159
Fortifier les ongles 159
Contre la constipation 159
Sirop contre la toux 160
Une crème amincissante maison 160
Un coup de froid sur les mains 160
L'huile d'olive contre l'asthme 161
Soulager les jambes lourdes 161
Un masque antirides maison 161
Contre le mal de dent 162
Ramollir et hydrater les cuticules 162
Une crème anticellulite maison 162
Exit les talons rugueux 163
Calmer une brûlure superficielle 163
Contre une petite fièvre 163
Exit les ballonnements à cause des crudités 164
Fabriquer un baume à lèvres 164
Articulations douloureuses 164
De la lavande contre les boutons 165
Des mains toutes douces 165
Un masque éclat rapide 165
Éliminer les lentes 166
Anticellulite 166
Des cheveux éclatants 166
Crème hydratante maison 167
Soin capillaire hydratant 167
Un démaquillant d'appoint 167
Soin bronzant à la carotte 168
Manucure sans vernis 168
Massage anticellulite 168
Démaquillant maison 169
Un masque hydratant 169
Dentifrice maison 169

SOMMAIRE

Le lait 172
Un bain câlin à partager 173
Soulager la turista 173
Un bain hydratant 173
Bain tonifiant 174
Enlever une écharde 174
S'endormir sans difficultés 174
Calmer les douleurs liées à l'arthrose 175
Soulager les brûlures d'estomac 175
Du lait contre l'eczéma ! 175
Lutter contre l'insomnie 176
Baume hydratant 176
Limiter la cellulite 176
Soigner le rhume 177
Anticernes minute 177
Après un repas trop épicé 177

La lavande 180
Un désinfectant naturel 181
Exit les peaux mortes 181
Un masque pour les peaux sensibles 181
Recette d'une crème pour les mains 182
Soulager une brûlure bénigne 182
Soulager les remontées acides 182
Contre le mal de tête 183
Massage pour les jambes lourdes 183
Soulager le mal aux oreilles 183
La chasse aux poux 184
Un tonique naturel 184
Lotion pour les peaux grasses 184
Chute de cheveux 185
Mycose des ongles 185
Cuticules des ongles 185
Lutter contre les acariens 186
Lutter contre la sinusite 186
Sauna anti points noirs 186
Bain de pieds 187
Un tonique pour peaux grasses 187
Antimoustiques 187
Contre la fatigue et le stress 188
Les maux de gorge 188

Une piqûre d'insecte 188
Des cicatrices d'acné 189
Bain relaxant 189
Antipou 189

La menthe 192
Crème démaquillante 2 en 1 193
Mauvaise haleine du réveil 193
Stop à l'aérophagie 193
Pour pieds fatigués 194
Stopper le nez qui coule 194
Soulager vomissements et nausées 194
Contre le mal de mer 195
Un bain de bouche maison 195
Aide-minceur 195
Une lotion maison pour peaux grasses 196
Bain de bouche maison 196
Un dentifrice en poudre 196
Autobronzant en excès 197
Un cocktail sans alcool 197
Du dentifrice pour se raser ! 197

Le miel 200
Apaiser un coup de soleil 201
Du miel pour les amoureux 201
Soulager une bronchite 201
Soulager un mal de gorge 202
De la cannelle contre l'arthrite 202
Soulager une infection urinaire 202
Améliorer la santé cardiaque 203
L'oignon contre la toux 203
Fini la gueule de bois 203
Préparer un masque tenseur
pour les peaux sèches 204
Calmer la toux 204
Retrouver du tonus après une séance
de sport 204
Pour une digestion facile 205
Diminuer le taux de cholestérol 205
Une tisane antistress 205
Normaliser la circulation sanguine 206

Sommaire

Contre les taches brunes sur les mains 206
Contre la déprime 206
De l'anis contre la toux 207
Une infusion pour la libido 207
Contre le hoquet de bébé 207
Soulager les hémorroïdes 208
Du miel contre le prurit 208
Retrouver la voix 208
Soulager un ulcère à l'estomac 209
Des oignons pour calmer la toux ! 209
Chasser le ver solitaire 209
Exit les boutons blancs 210
Masque désincrustant 210
Une peau éclatante de santé 210
Voix rauque 211
Contre le rhume des foins 211
Soigner une gorge irritée 211
Fatigue passagère 212
Halte à l'herpès 212
Combattre l'insomnie 212
Limiter la chute des cheveux 213
Soulager les jambes lourdes 213
Une cire 100 % naturelle 213
Masque astringent maison 214
Soulager une petite brûlure 214
Tisane apaisante 214
Soulager un bouton de fièvre 215
Baume pour cheveux ternes 215
Soulager un mal de gorge 215
Estomper les vergetures 216
Antirides sucré 216
Soulager une brûlure 216
Anticernes sucré 217
Un masque pour peaux grasses 217
Masque tenseur 217
Une haleine fraîche 218
Une cire à épiler maison 218
Un baume pour les lèvres 218
Un gommage au miel 219
Un masque éclat du visage 219
Un tonique au miel 219

Antiacné 220
Une grande fatigue 220
Soigner une plaie 220
Éliminer les boutons 221
Gommage naturel 221
Atténuer l'acné 221

La tisane 224
Calmer la nervosité 225
Du chêne contre la diarrhée 225
Du trèfle rouge contre la toux 225
Du trèfle contre les bouffées de chaleur 226
Soulager le ventre gonflé à cause
du stress 226
Une lotion pour les peaux grasses 226
Contre les ballonnements 227
Une tisane pour stimuler l'appétit 227
Une tisane jambes légères 227
Contre la nervosité 228
Lutter contre le stress 228
Contre les règles irrégulières 228
Une tisane en cas de gros rhume 229
Lutter contre la cellulite 229
Contre les problèmes digestifs 229
Du cassis contre les rhumatismes 230
Contre les troubles de la digestion 230
Des cheveux châtains brillants 230
Une tisane contre la diarrhée 231
Contre la fatigue 231
Calmer les règles douloureuses 231
Contre les extinctions de voix 232
Une tisane contre le rhume des foins 232
Fleurs d'oranger apaisantes 232
Soulager les aigreurs 233
Contre les aigreurs d'estomac 233
Calmer les enfants avant le dodo 233

Le vinaigre 236
Donner de la brillance aux cheveux 237
Oust le hoquet ! 237
Chasser les verrues 237

Sommaire

Savon maison 238
Resserrer les pores 238
Calmer une crise d'urticaire 238
Éliminer l'odeur d'un parfum 239
Gommage maison 239
Lotion après-rasage 239
Brûleur de graisses 240
Soulager une piqûre d'abeille 240
Ongles cassants 240
Règles abondantes 241
Lendemain de fête difficile 241
Halte aux piqûres d'ortie 241
Apaiser une entorse 242
Contre les coups de soleil 242
Soigner les écorchures 242
Soigner une brûlure 243
Estomper les bouffées de chaleur 243
Contre les crampes musculaires 243
Un « antivenin » bien pratique 244
Combattre les piqûres d'insectes 244
Bain relaxant 244
Éviter les bleus 245
Apaiser une gingivite 245
Limiter les flatulences 245
Soigner les aphtes 246
Faire partir une migraine 246
Halte au nez bouché 246
Faire baisser la fièvre 247
Éradiquer les verrues 247
Stopper le hoquet 247
Chasser les mycoses des pieds 248
Apaiser l'urticaire 248
Soulager l'eczéma des mains 248
Des cheveux brillants 249
Masque pour cheveux gras 249
Lotion antipelliculaire 249
Chasser les frisures 250
Chasser les durillons 250
Contre les boutons 250
Des pieds impeccables 251
Un coupe-faim naturel 251

Apaiser les varices 251
Faire durer le vernis 252
Booster une crème hydratante
pour les mains 252
Des ongles impeccables 252
Un déodorant maison 253
Masque désincrustant 253
Resserrer les pores de la peau 253
Soin pour les peaux sensibles 254
Cheveux sans pellicules 254
Une peau nette 254
Halte aux poux 255
Une piqûre d'ortie 255
Vinaigre ou citron contre les verrues ... 255
Des cheveux en pleine santé 256
Rinçage pour raviver le blond des cheveux 256
Tuer poux et lentes 256
Rinçage pour des cheveux brillants 257
Raviver la couleur des cheveux 257
Des reflets brillants
pour les cheveux bruns 257

Précaution d'usage

Il est fréquent, au quotidien, de soulager divers maux passagers sans gravité et sans traitement « utile » du point de vue médical. Les remèdes de grand-mère sont le fruit d'une démarche intellectuelle qui associe la puissance de la nature aux connaissances transmises par les générations qui nous ont précédés. En aucun cas, ils ne peuvent se substituer à un avis médical. Pour être pratiqué de manière responsable et en toute sécurité, le recours aux remèdes de grand-mère doit suivre certaines règles de base. Ces règles sont destinées à éviter des problèmes liés à la toxicité de certaines plantes ou huiles essentielles utilisées dans les remèdes de grand-mère, aux interactions entre plantes et médicaments ou à un retard de diagnostic qui pourrait diminuer les chances de guérison.

1/ Consultez votre médecin en cas de doute, si vous êtes allergique, si vous êtes enceinte, si vous allaitez ou pour un bébé

Avant d'utiliser un remède de grand-mère, il faut savoir quel est le problème de santé en cause. Seuls les maux que chacun peut reconnaître aisément (pour exemples : malaise digestif, rhume, toux, trouble mineur des yeux, douleur suite à un traumatisme) peuvent être raisonnablement du domaine des remèdes de grand-mère. Lorsque les symptômes sont douteux, violents ou persistants, il est impératif de consulter au plus vite son médecin pour un examen plus approfondi. Les femmes enceintes et allaitantes ne doivent jamais recevoir un remède sans avis médical.

2/ Recourez au remède de grand-mère pour une durée adaptée

Si vous ne constatez pas d'amélioration rapide à votre problème de santé (attendez 24 à 48 heures pour en évaluer les effets) ou si vous estimez que le mal s'aggrave, une consultation médicale s'impose. Dans tous les cas, demandez l'avis de votre médecin, surtout si vous êtes sujet aux allergies ou si vous suivez déjà un traitement médical.

3/ Évitez le cumul de remèdes

Ne cachez jamais à votre médecin les remèdes que vous avez pris de votre propre chef ou que vous prenez encore. Tout comme les médicaments, les remèdes à base de plantes médicinales peuvent exposer à des interactions médicamenteuses si un traitement par des médicaments est déjà administré.

4/ Soyez vigilant avec les enfants

Les remèdes de grand-mère doivent être employés avec prudence chez les enfants. Aucun produit à base de plante ne doit être administré par voie orale aux enfants de moins de 18 ans sans contrôle médical. L'usage des huiles essentielles sous quelque forme que ce soit doit être réservé aux enfants de plus de 12 ans. Tous les produits à base de menthe sont dangereux (risque d'arrêt respiratoire) et à proscrire chez les enfants de moins de 2 ans.

5/ Soyez vigilant avec les femmes enceintes et celles qui allaitent

Pendant la grossesse, l'utilisation de plantes à des fins thérapeutiques n'est pas anodine et peut se révéler dangereuse pour la mère comme pour l'enfant à naître. De ce fait, il est indispensable de consulter un médecin avant de prendre un remède à base de plantes, quel qu'il soit. Les mêmes précautions s'imposent pendant l'allaitement. Par précaution et excès de prudence, la majorité des huiles essentielles sont strictement interdites durant les trois premiers mois de la grossesse et tout au long de l'allaitement de bébé. Certaines huiles essentielles sont néanmoins autorisées à partir du quatrième mois de grossesse voire tout au long de la grossesse, mais uniquement après avis médical.

6/ Soyez vigilant en cas de maladie chronique
Dans certains types de maladies chroniques (rhume des foins, eczéma, asthme, diabète, troubles du foie et du rein, etc.), l'usage des remèdes à base de plantes ne doit être fait que sous contrôle médical. Un dialogue ouvert avec le médecin et le pharmacien est indispensable. En aucun cas, l'usage de remèdes de grand-mère ne doit se substituer aux médicaments prescrits par le médecin.

7/ Respectez la préparation et les précautions d'emploi des remèdes à base d'huiles essentielles
Les huiles essentielles sont des mélanges complexes très actifs dont l'utilisation impose certaines précautions :
- Avant toute utilisation d'huiles essentielles, demandez conseil à un médecin ou un pharmacien spécialiste des huiles essentielles.
- En usage interne, du fait de leurs propriétés irritantes pour le système digestif, l'ingestion des huiles essentielles ne convient ni aux enfants, ni aux femmes enceintes ou qui allaitent. N'utilisez que des huiles essentielles de qualité, 100 % pures, naturelles et estampillées du label de qualité.
- En usage externe, du fait de leurs effets parfois allergisants, photosensibilisants et toxiques, les huiles essentielles doivent être utilisées avec une grande précaution, surtout chez les sujets allergiques. Elles ne doivent pas être appliquées sur une peau s'exposant au soleil. En règle générale, elles sont agressives à l'état pur pour la peau (risque d'irritations ou de brûlures cutanées). Elles ne se dissolvent pas dans l'eau et doivent donc être diluées dans des huiles végétales avant application.
- Respectez scrupuleusement les voies d'absorption et les posologies indiquées.
- N'appliquez jamais une huile essentielle pure sur les yeux, les oreilles et les muqueuses nasales et ano-génitales. En cas de projection accidentelle dans l'œil, n'utilisez pas l'eau pour vous rincer, mais une huile végétale.

En règle générale, les huiles essentielles ne devraient être délivrées qu'en pharmacie avec mise en garde des utilisateurs par le pharmacien du danger qu'entraînent leur abus et le non-respect de la posologie.

L'ail

L'ail

Il était le fortifiant favori des soldats de la Rome antique. Il est devenu l'un des remèdes préférés de nos grands-mères. L'ail posséderait effectivement des vertus efficaces. Découvrez ici ses bienfaits.

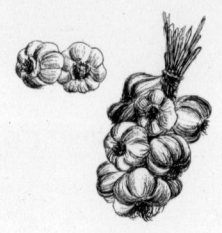

Les vertus médicinales de l'ail sont connues depuis au moins deux millénaires et dans tous les pays, de l'Europe à l'Asie, en passant par le continent américain. La légende lui prête, de surcroît, certains pouvoirs que la science ne saurait démontrer : il éloignerait pêle-mêle le mauvais œil, les sorcières, les vampires, les reptiles… Son seul défaut est l'haleine désagréable qu'il donne à ceux qui le consomment et dont le principal responsable est le germe vert qu'il renferme en son cœur, joliment appelé indiscret. Précisons à cet égard qu'un brossage de dents, même énergique, ne suffit pas à rafraîchir une haleine d'ail, puisque le « parfum » continue à se libérer pendant la digestion. Vous devrez donc trouver un autre moyen pour rafraîchir votre haleine aillée.

Les bienfaits de l'ail

L'ail est connu de nos grands-mères pour trois raisons essentielles : il aide à calmer les gros rhumes en apaisant la toux, il est vermifuge et soulage aussi les maux d'estomac. L'ail a un effet antiseptique qui lui permet d'ailleurs de soulager, en application locale, les plaies légères et les petites affections cutanées.

Aujourd'hui, on suspecte l'ail d'avoir un effet préventif sur certains troubles cardio-vasculaires mais aussi sur les cancers de l'estomac et colorectal. Il aiderait à faire baisser la tension, à réduire le cholestérol et aurait également une action antiagrégante plaquettaire et antioxydante. Si toutes ces propriétés ne sont pas démontrées, il semblerait que les effets bénéfiques de l'ail sur la santé proviennent de l'allicine et des autres composés sulfurés que celle-ci libère. Or, ceux-ci résistent mal à la cuisson. L'ail serait donc à consommer à raison d'une à deux gousses par jour, finement hachées et crues ou incorporées à vos petits plats en toute fin de cuisson.

> ### Conservation
> Si vous souhaitez conserver le plus longtemps possible l'ail, il doit être récolté lorsque la moitié supérieure des feuilles est sèche. Gardez-le dans votre cuisine, à une température supérieure à 18 °C.

> ### Les constituants de l'ail
> Cette plante herbacée fournit glucides, protéines, sélénium, minéraux, oligo-éléments et vitamines A, B, C et E. On en tire aussi de l'huile essentielle. Alors, n'attendez plus pour en consommer !

Sirop contre la toux

Pour fabriquer un sirop antitussif, faites chauffer 15 minutes 30 cl d'eau ou de vinaigre de cidre en y ajoutant 5 gousses d'ail hachées, quelques feuilles de thym et de sauge. Ôtez l'ail et les feuilles. Versez dans le liquide, sur feu doux, un volume de miel équivalent en remuant bien. Conservez votre sirop dans un flacon dans la porte du réfrigérateur.

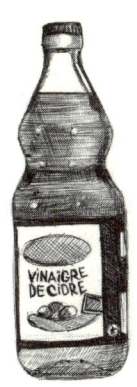

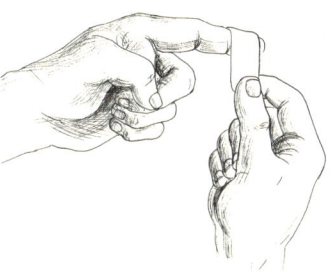

Chasser une verrue

Le dermato et son azote liquide, très peu pour vous. Voici donc une méthode naturelle et indolore pour tenter de faire partir une verrue. Écrasez une belle gousse d'ail frais et appliquez cette mixture sur la verrue. Recouvrez ensuite d'un bandage. Une vésicule devrait se former et se détacher en quelques jours, entraînant avec elle la verrue.

Contre les cors

Les cors aux pieds peuvent se montrer particulièrement douloureux, vos pieds confinés dans vos chaussures. Préparez une infusion de camomille dans une tasse d'eau chaude, ajoutez-lui 1 cuillère à café de jus de citron et une gousse d'ail que vous aurez pilée au préalable. Pour éliminer les cors, utilisez cette pâte en cataplasme.

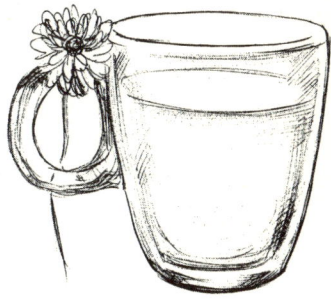

L'AIL

DES ONGLES FORTIFIÉS À L'AIL

Il est difficile de prendre soin de ses mains tant on les maltraite tout au long de la journée : au travail, avec les taches ménagères… Si vos ongles ont tendance à facilement se casser, frottez une demi-gousse d'ail sur chacun d'eux. Répétez ce geste régulièrement, tous les jours. Cela vous fera également passer l'envie de les ronger, tant le goût est désagréable !

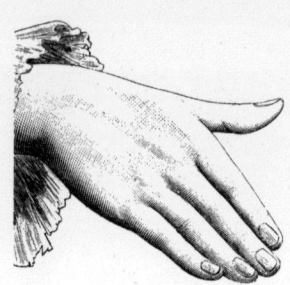

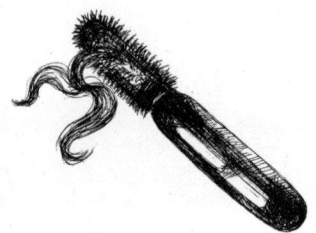

CHUTE DE CHEVEUX

Voici une astuce de grand-mère… d'Afrique du Nord. Hachez 2 ou 3 gousses d'ail et plongez-les dans 10 cl d'huile d'olive chaude. Laissez mariner au moins 2 jours avant d'utiliser cette huile pour masser votre cuir chevelu, en mouvements circulaires, avant le shampooing. Si vous êtes courageux, vous pouvez laisser poser ce masque toute la nuit et ne laver vos cheveux qu'au matin.

CALMER LES DOULEURS DENTAIRES

Pour calmer une dent douloureuse, plaquez contre elle une tranche de gousse d'ail et conservez-la en bouche aussi longtemps que nécessaire. Bien sûr, il reste éminemment recommandé de consulter au plus vite son dentiste.

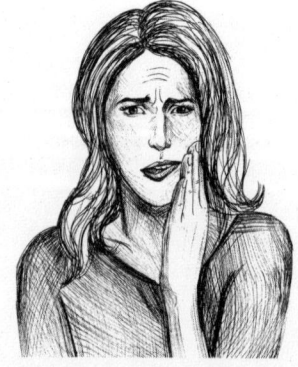

Un vermifuge

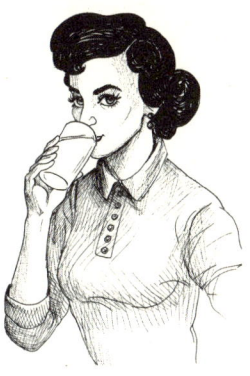

La consommation d'ail pendant plusieurs jours permet de lutter contre les parasites intestinaux. Vous pouvez écraser une demi-gousse d'ail fraîche sur tous vos plats, ou faire bouillir quelques gousses dans du lait et le consommer après l'avoir laissé reposer une journée au réfrigérateur.

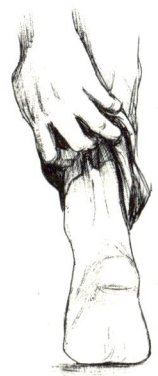

Des cors au pied

Écrasez une gousse d'ail et enveloppez-la dans une compresse. Appliquez-la sur la zone douloureuse pendant toute une nuit et renouvelez l'opération si nécessaire. Bien sûr, cette astuce de grand-mère ne prétend pas à la même efficacité que l'intervention d'un pédicure.

Un bouton d'acné

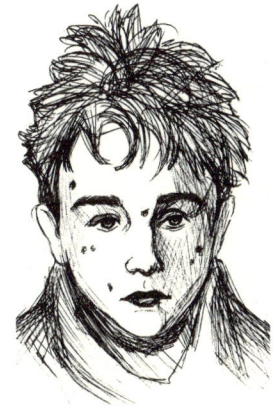

Coupez une gousse d'ail en rondelles. Massez doucement les boutons d'acné avec ces petits morceaux de gousse pour les faire disparaître plus vite.

L'AIL

Chasser le mauvais cholestérol

Voici un remède efficace pour limiter le mauvais cholestérol : passez au mixeur 2 citrons pelés. Mettez la mixture dans une casserole, ajoutez 1 litre d'eau puis portez à ébullition. Filtrez et conservez le tout au réfrigérateur, puis ajoutez 2 gousses d'ail hachées. Avalez cette potion 1 fois par jour, pendant 1 semaine.

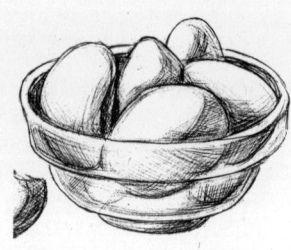

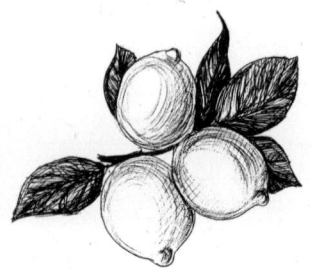

Tuer un ver intestinal

Lorsque Grand-mère souffrait de ver intestinal, elle préparait une mixture magique pour l'éliminer. Elle écrasait 1 gousse d'ail qu'elle amalgamait avec du jus de citron. Elle avalait d'une traite ce breuvage. Le lendemain, elle renouvelait l'opération.

De l'ail contre les mycoses

Ça grattouille ? En cas de mycose vaginale, essayez ce remède de grand-mère, non sans en parler à votre médecin avant, bien sûr. Prenez une gousse d'ail pelée et accrochez-la à un fil assez épais. Fendez-la avec un couteau et introduisez-la dans le vagin. Laissez agir les principes actifs toute la nuit.

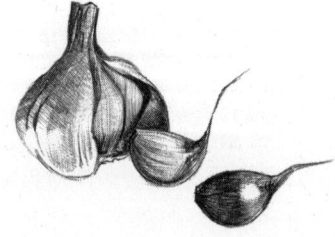

En finir avec l'herpès génital

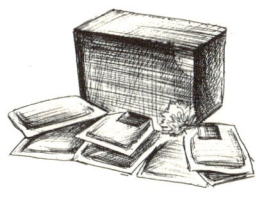

Pour combattre l'herpès génital, ou tout du moins en diminuer les effets, procurez-vous des ovules d'huile essentielle de mélisse. Et pour renforcer les défenses immunitaires, frottez 1 gousse d'ail fraîche sur les lésions 2 fois par jour.

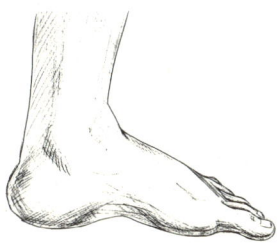

Contre le pied d'athlète

Le pied d'athlète vous connaissez ? Une mycose qui se loge entre les orteils et qui démange atrocement. Pour en venir à bout, faites macérer de l'ail écrasé dans de l'huile et appliquez sur les zones concernées. Le mélange d'ail et d'huile a des propriétés antiseptiques et antifongiques. À renouveler tous les jours pendant 2 semaines.

Mal de gorge

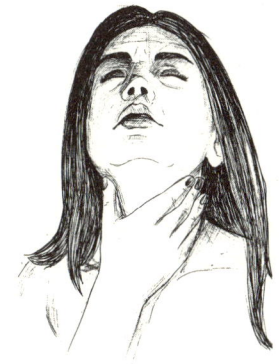

Le mal de gorge vous connaissez, vous êtes touché dès que vous mettez le nez dehors ! En hiver, grand-mère soulageait ce petit désagrément avec du miel. Quand elle avait la gorge irritée, elle se préparait une boisson à base de lait, de miel et d'ail haché qu'elle laissait macérer au moins 24 heures.

L'AIL

DE LA PURÉE CONTRE LA GOUTTE !

Pour éviter une crise de goutte nocturne, Grand-mère préparait une pommade à base de purée de pommes de terre à laquelle elle ajoutait 3 gousses d'ail pilées. Elle en faisait un cataplasme dans un linge fin et entourait la partie enflammée. Elle le gardait toute la nuit et renouvelait jusqu'à disparition de la douleur.

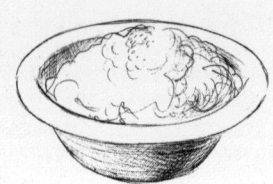

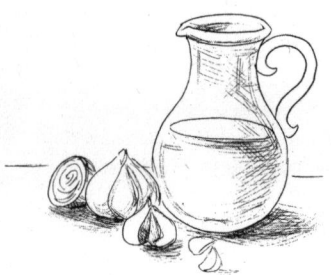

LOTION CONTRE LES FURONCLES

Les furoncles ne résisteront pas à la mixtion maison de Mamie. Diluez quelques gousses d'ail épluchées, lavées et écrasées dans du vinaigre blanc. Faites un cataplasme sur la zone infectée. Laissez agir une nuit afin de faire mûrir le furoncle. Une fois ce dernier vidé, désinfectez soigneusement la plaie.

SOULAGER LES DOULEURS MUSCULAIRES

Une séance de sport trop intensive ? Vous n'y êtes pas habitué, et vous subissez le contrecoup de vos efforts. Pour apaiser les diverses douleurs musculaires, rien de tel que cette mixture de grand-mère : broyez une gousse d'ail et ajoutez-lui de l'huile d'olive. Mélangez bien et frictionnez les membres endoloris avec la préparation.

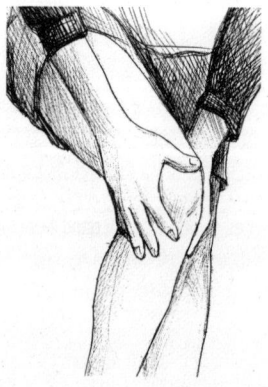

CONTRE UN BOUTON DE FIÈVRE

Les boutons de fièvre apparaissent sans crier gare, sont douloureux et inesthétiques à souhait ! Pour les faire partir au plus vite, frottez-les avec une gousse d'ail coupée en deux. Cela pique un peu et l'odeur n'est pas très agréable, mais le résultat en vaut la chandelle.

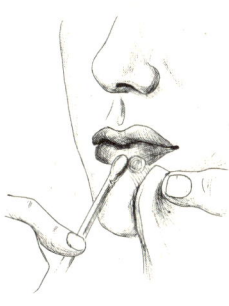

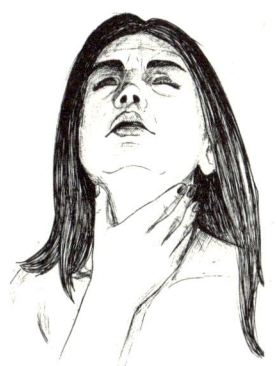

MAUX DE GORGE

L'ail apaise les maux de gorge. Vous pouvez ainsi avaler, petit à petit, une cuillère à café de miel rase à laquelle vous aurez ajouté une demi-gousse d'ail en purée.

TOUX SÈCHE

Ce n'est vraiment pas très bon mais c'est en revanche plutôt efficace : pour traiter un début de toux sèche, boire, avant d'aller se coucher, un verre de lait dans lequel on aura fait bouillir une gousse d'ail.

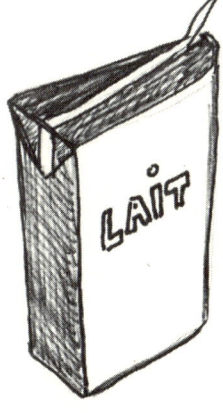

L'argile

L'argile

L'argile est un produit naturel, simple et évident. Voilà pourquoi, sans doute, les hommes ont toujours cherché à se soulager avec elle. Il résulte de cette pratique ancestrale une foule de recettes de grand-mère.

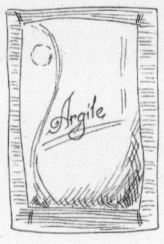

L'argile se boit, se pose en cataplasme, elle soulage les articulations, calme la diarrhée, réduit les problèmes de peau, soigne les petits bobos… et a également son utilité au jardin et à la maison.

Pour les soins, on utilise de préférence l'argile verte qui est tout à la fois la plus répandue, la plus polyvalente et la moins chère. Sur le plan cosmétique, on la recommande aux peaux et cheveux gras. L'argile, très absorbante, les rééquilibre. Ceci pourrait porter à croire que les peaux normales, sèches ou sensibles ne peuvent pas être traitées à l'argile. Il existe pourtant d'autres argiles. L'argile blanche, ou kaolin, est riche en silice : elle protège les peaux fragiles et convient même aux bébés. Les argiles rouges et roses conviennent, quant à elles, aux peaux sèches ou sensibles.

Variétés

Dans les boutiques de cosmétiques naturels, on rencontre aussi le ghassoul. C'est une argile dont les propriétés sont assez proches de celles de l'argile verte. Elle provient du Maroc où les femmes l'utilisent depuis des générations, notamment en masque capillaire.

Pour les soins de beauté, il est plus pratique d'acheter l'argile en tube (sans additifs indésirables) : c'est alors un masque prêt à poser. Bien sûr, la pâte d'argile se conserve moins facilement que la poudre. Que ce soit pour réaliser un emplâtre ou un masque, la poudre est aussi facile d'emploi : il suffit de la diluer avec un peu d'eau, en remuant vigoureusement au fouet pour éviter les grumeaux.

L'argile est aussi précieuse dans l'entretien de la maison. L'une d'entre elles est particulièrement renommée : la terre de Sommières. On l'utilise pour enlever les taches de gras sur toutes les surfaces (parquet, papier peint) et sur tous les textiles, même les plus délicats (soie, daim).

> ### LES VERTUS DE L'ARGILE
> L'argile possède de nombreux bienfaits : antiseptique et bactéricide, elle adsorbe – et non absorbe – les mauvais germes. C'est un anti-inflammatoire et un cicatrisant : elle nettoie les plaies et facilite la régénération cellulaire.

> ### CATAPLASME
> Pour réaliser un cataplasme d'argile, versez dans un récipient de l'argile en poudre (la quantité varie selon le besoin) puis complétez avec de l'eau. Remuez et laissez gonfler. Une fois que la pâte est bien épaisse, vous pouvez l'utiliser.

Un dentifrice actif

Préparez un dentifrice : mélangez 1 cuillère à café de chlorure de magnésium, 1 cuillère à café de bicarbonate de soude et 4 cuillères à café d'argile verte. Ajoutez un peu d'eau pour former une pâte. C'est prêt !

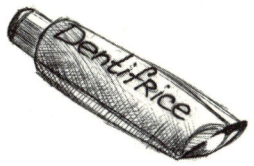

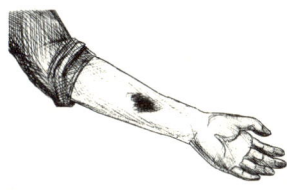

Aider à cicatriser plus vite

Une petite plaie peut vite s'infecter et dégénérer si on ne s'en occupe pas rapidement. Après avoir soigneusement désinfecté et nettoyé la plaie, vous pouvez aider à la cicatrisation avec ce baume : mélangez 3 cuillères à café d'argile verte et 1 de chlorure de magnésium. Ajoutez-y un peu d'eau tiède afin d'obtenir une pâte lisse. Appliquez sur la plaie et laissez sécher.

Une belle peau

Voici un baume miracle pour avoir une peau parfaite. Mélangez 1 cuillère à café d'argile blanche, 1 cuillère à café de bicarbonate de soude et 1 cuillère à café de chlorure de magnésium. Versez dessus un peu de vaseline jusqu'à l'obtention d'une pâte que vous conserverez dans un pot hermétiquement fermé. Appliquez cette pommade une fois par jour sur votre visage.

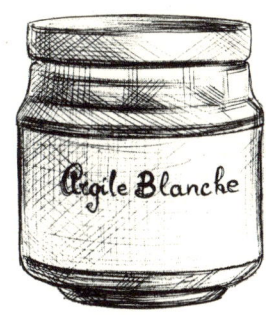

L'ARGILE

APAISER UN MAL DE DOS

Vous avez porté un poids trop lourd et vous vous retrouvez avec un mal de dos ? Pas de panique, Grand-mère va soulager votre peine. Préparez-vous un cataplasme à base d'argile verte. Diluez-en 5 cuillères à soupe dans de l'eau brûlante. Une pâte épaisse doit se former. Enveloppez votre préparation dans un torchon, puis laissez refroidir sur la zone douloureuse.

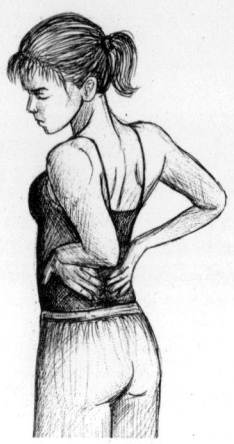

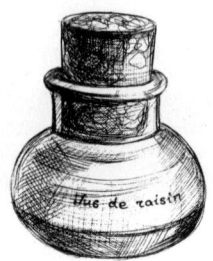

UN MASQUE TONIQUE

Pour un teint éclatant et une peau tonifiée, mélangez 4 cuillères à soupe d'argile verte avec 2 cuillères à soupe de jus de raisin. Ajoutez ensuite une cuillère à soupe d'huile de germe de blé. Appliquez ce masque en couche épaisse sur le visage en évitant les yeux et la bouche et laissez poser 15 minutes. Rincez abondamment à l'eau claire.

MASQUE PURIFIANT

Purifiez votre peau : la sauge agit contre l'excès de sébum. Dans un bol, mélangez 2 cuillères à café de miel, 1 cuillère à café d'argile verte, 3 gouttes d'huile essentielle de sauge sclarée et 2 cuillères à soupe d'eau. Votre masque est prêt : appliquez-le 15 minutes sur votre visage en prenant soin d'éviter le contour des yeux, puis rincez.

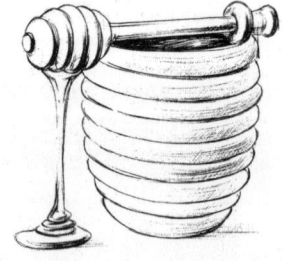

CONTRE LES POINTS NOIRS

Halte aux points noirs ! Optez pour ce masque purifiant facile à réaliser. Délayez 2 cuillères à café d'argile verte dans un peu d'eau florale de camomille allemande. Mélangez jusqu'à obtenir une pâte lisse mais pas trop liquide. Appliquez le masque sur une peau propre pendant 20 minutes puis rincez.

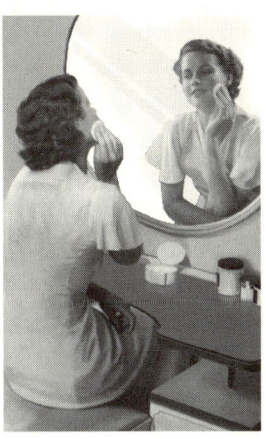

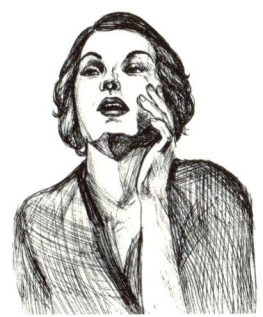

MASQUE ANTIRIDES À L'ARGILE

Des ridules commencent à faire leur apparition sur votre visage ? Faites une pâte épaisse avec de l'argile ventilée additionnée d'eau et appliquez-la pendant 2 heures sur votre visage en évitant les contours des yeux. Répétez ce geste une fois par semaine : vous ferez disparaître les ridules et préviendrez l'apparition des rides.

CONTRE LES BOUTONS DE FIÈVRE

Dès l'apparition du bouton de fièvre, c'est-à-dire dès que vous ressentez une sensation de brûlure à la lèvre, passez dessus un glaçon enveloppé dans du tissu. Formez ensuite une pâte avec un peu d'argile verte diluée dans de l'eau et déposez-la sur le bouton. Il guérira ainsi plus rapidement.

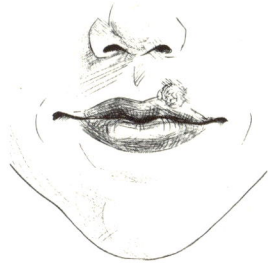

L'ARGILE

CONTRE LES ULCÈRES D'ESTOMAC

L'argile constitue un excellent pansement contre les irritations et ulcérations des voies digestives. Par voie interne, buvez de l'argile blanche. Par voie externe, faites un cataplasme d'argile verte que vous garderez posé sur votre ventre. Attention, une cure d'argile ne doit pas être réalisée en même temps qu'un autre traitement.

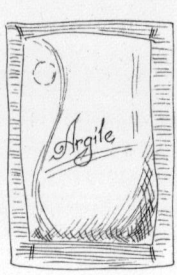

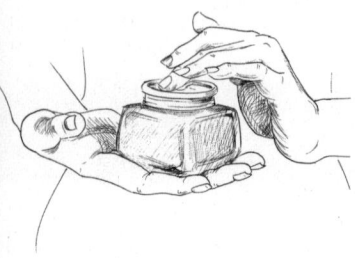

BAUME CONTRE LES CREVASSES DES MAINS

Vos mains présentent de douloureuses petites crevasses ? Soulagez-les avec cette préparation : mélangez 2 cuillères à soupe d'huile d'olive, 2 cuillères à soupe d'argile en poudre et 1 cuillère à soupe d'eau. Enduisez-en vos mains et laissez agir une bonne demi-heure. Rincez avec du lait démaquillant. À renouveler plusieurs jours.

SOULAGER UNE BRÛLURE LÉGÈRE

Pour soulager rapidement une brûlure, rien de tel qu'un cataplasme d'argile froid pendant 2 heures, 2 fois par jour. Faites-le assez épais et gardez-le humide. Changez-le régulièrement, surtout s'il devient sec. Il atténue l'effet de chaleur et empêche la peau de peler et de former des cloques. Il prévient les infections et favorise la reconstitution de l'épiderme.

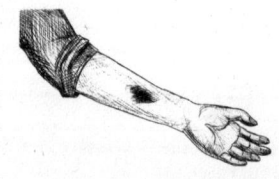

Soin pour cheveux plats

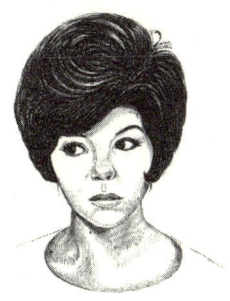

Vous aimeriez avoir une chevelure avec un peu plus de volume ? Diluez 5 cuillères à soupe d'argile verte dans une infusion de lavande (20 g pour 50 cl d'eau). Ajoutez le jus d'un citron et 5 g de chlorure de magnésium. Secouez la préparation et utilisez-la en shampooing. Massez, rincez puis laissez sécher vos cheveux naturellement.

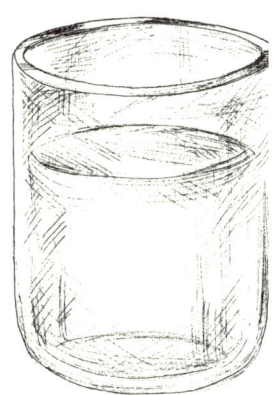

Lutter contre la diarrhée

Pour stopper la diarrhée, buvez plusieurs fois par jour 1 verre d'eau auquel vous aurez ajouté 1 cuillère à café rase d'argile blanche.

Assécher un bouton

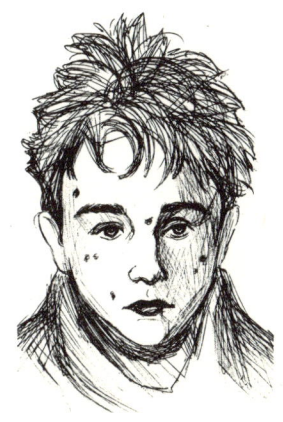

Vous assécherez rapidement un bouton d'acné en appliquant dessus, tous les soirs, un peu d'argile verte mouillée ou de dentifrice que vous laisserez poser toute la nuit.

L'ARGILE

UN SHAMPOING SEC

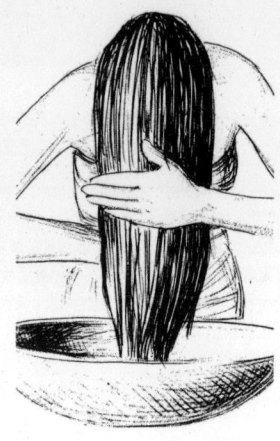

Beaucoup moins cher qu'un aérosol, le shampooing sec à l'argile est tout aussi efficace. Pour redonner du volume à vos cheveux raplapla, ou espacer les shampoings lorsqu'on a les cheveux très gras, il suffit de se masser le crâne doucement pendant deux minutes avec de l'argile verte en poudre. Brossez-les ensuite vigoureusement.

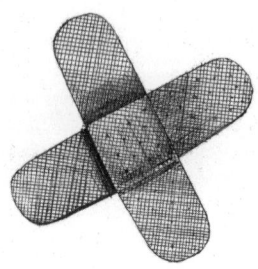

ÉLIMINER UNE VERRUE

Appliquez tous les soirs sur la verrue une pâte d'argile verte et d'eau. Maintenez-la sous un pansement que vous n'ôterez qu'au matin.

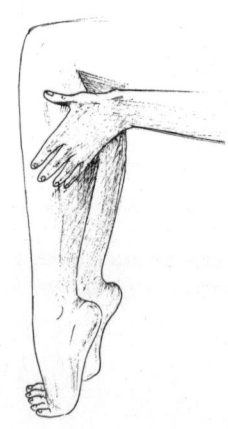

EN FINIR AVEC LES JAMBES LOURDES

Pour retrouver des jambes légères, Grand-mère ajoutait à son bain quelques cuillères à soupe d'argile rouge ou rose et 1 cuillère à soupe de gros sel.

Calmer les maux d'estomac

Vous apaiserez vos brûlures d'estomac en buvant un grand verre d'eau auquel vous aurez ajouté une cuillère à café rase d'argile. Cette solution est déconseillée aux personnes qui ont tendance à être constipées.

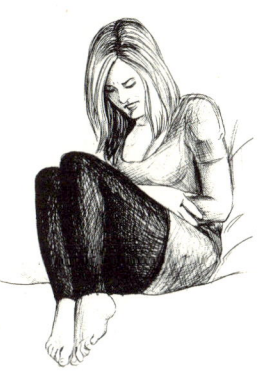

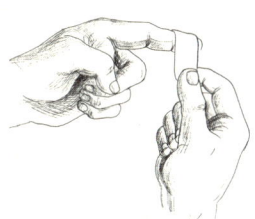

Panser une plaie

Pour soigner les petits bobos (bosses, ecchymoses, égratignures…), appliquez un « pansement » d'argile verte et d'eau sur la peau préalablement lavée à l'eau savonneuse et séchée. Attention, l'argile ne s'utilise pas sur les grosses plaies, particulièrement les plaies ouvertes.

Soulager une entorse

Vous vous êtes tordu la cheville ? Grand-mère aurait appliqué dessus une pâte épaisse d'argile et d'eau fraîche et l'aurait changée régulièrement pour qu'elle reste humide. Cependant, si la douleur est forte, consultez sans attendre, votre entorse est peut-être plus grave que vous ne le soupçonnez.

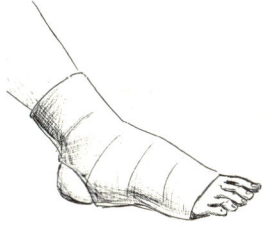

L'ARGILE

APAISER LES DOULEURS ARTICULAIRES

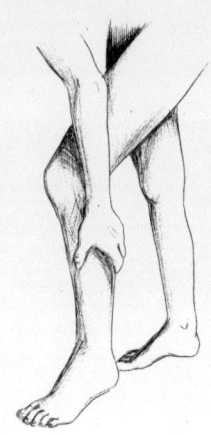

Si vous souffrez d'arthrite, essayez ce remède de grand-mère : préparez une pâte épaisse d'argile verte et d'eau fraîche et étalez-la sur l'articulation douloureuse en couche très épaisse. Laissez poser au moins 2 heures en maintenant le tout avec 1 feuille de chou (également connu pour sa capacité à soulager les articulations) et 1 bande de gaze.

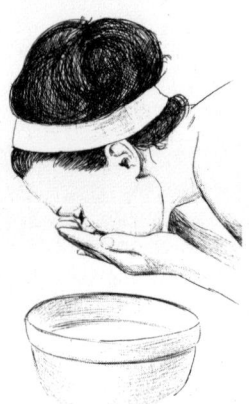

UN MASQUE POUR LES PEAUX SENSIBLES

Les peaux sèches retrouveront douceur et velouté avec un masque à l'argile blanche ; les peaux réactives opteront pour l'argile rose. La méthode est toujours la même : appliquez une pâte d'argile et d'eau sur le visage en évitant les contours des yeux et rincez au bout de un quart d'heure.

UN MASQUE POUR LES PEAUX GRASSES

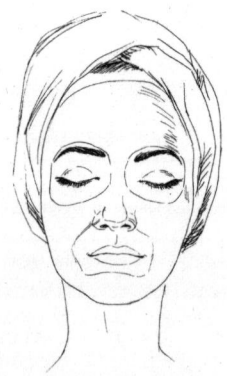

L'argile verte élimine les excès de sébum et laisse une peau nette. Pour réaliser ce masque, ajoutez à 2 cuillères à soupe d'argile un filet d'eau pour former une pâte épaisse. Étalez la mixture et laissez poser 20 minutes. Dès que vous ressentez une sensation de tiraillement, rincez.

UN MASQUE CAPILLAIRE

Si vos cheveux sont gras, réalisez chaque semaine un masque à l'argile verte. Versez de l'eau chaude sur la poudre d'argile pour former une pâte épaisse. Appliquez-la uniformément sur vos cheveux en insistant sur les racines. Laissez reposer 15 minutes puis rincez bien vos cheveux et faites un shampooing doux pour les débarrasser des derniers résidus d'argile.

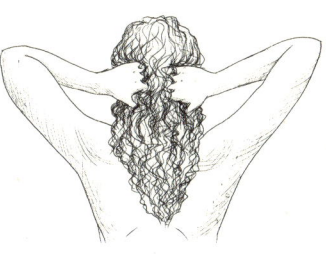

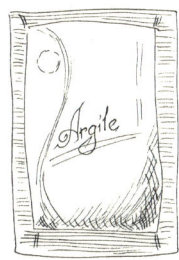

HYDRATER SA PEAU EN PROFONDEUR

Dans un bol, mélangez 2 cuillères à soupe d'argile en poudre avec le jus de 1 citron. Ajoutez 1 cuillère à café de miel d'acacia, 1 autre d'huile de jojoba et 2 gouttes d'huile essentielle de géranium. Une pâte onctueuse doit se former. Apposez sur le visage et laissez sécher avant de rincer à l'eau. Renouvelez l'opération toutes les semaines.

CONTRE LES CYSTITES

Si vous êtes sujette aux cystites, vous savez à quel point ce problème est gênant, et même handicapant. Il faut consulter dans tous les cas. Mais en attendant, appliquer un cataplasme d'argile sur le bas-ventre vous permettra de moins souffrir. Et n'oubliez pas que l'hygiène de vie n'est pas étrangère à la survenue des crises.

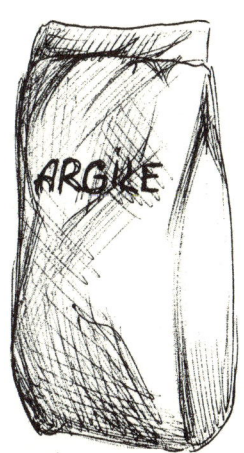

L'argile

Un masque désincrustant au thym

Faites infuser trois cuillères à soupe de thym haché dans 1 litre d'eau frémissante. Diluez ensuite 2 cuillères à soupe d'argile blanche dans un peu d'infusion jusqu'à l'obtention d'une pâte homogène. Appliquez sur le visage en évitant le contour des yeux et laissez poser un quart d'heure. Rincez abondamment.

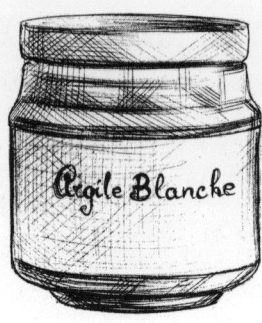

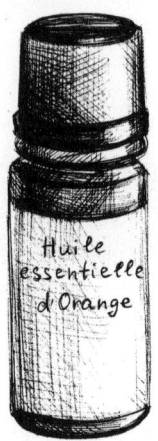

Un masque sensation propre

Que diriez-vous d'un masque beauté revigorant qui laisserait votre peau nette, fraîche et incroyablement douce ? Facile ! Il vous suffit de mélanger 5 gouttes d'huile essentielle d'orange avec un peu d'argile douce. Laissez poser une dizaine de minutes, rincez et admirez le résultat.

Cataplasme anticellulite

Dans un bol, mélangez 4 cuillères à café de marc de café, 3 cuillères à café d'argile et 2 cuillères à café de bicarbonate de soude. Rajoutez un peu d'eau jusqu'à obtenir une pâte onctueuse. Appliquez sur la zone à traiter (ventre, cuisses, fesses), puis massez énergiquement. Renouvelez l'opération le plus souvent possible.

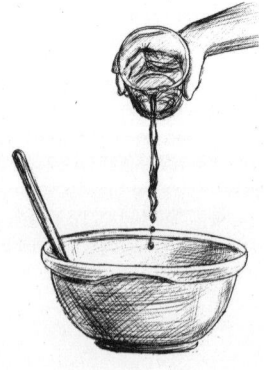

UN CATAPLASME CONTRE L'EXTINCTION DE VOIX

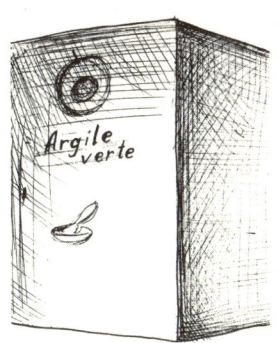

La voix est fragile, les chanteurs le savent bien ! Ils la bichonnent, la ménagent, font des vocalises… et surtout ne crient pas. Si vous sentez que vous avez abusé ou si l'enrouement vous guette, bichonnez-la aussi en appliquant un cataplasme d'argile chaude sur votre cou. Vous éviterez l'extinction.

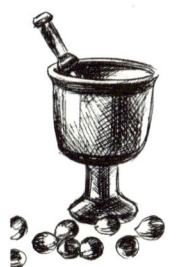
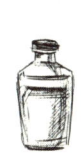

UN SOIN POUR LES PEAUX GRASSES

Peau qui brille et autres boutons ne font pas la joie des coquettes. Tentez d'y remédier : mélangez 4 cuillères à soupe d'argile verte en poudre avec 1 cuillère à soupe d'huile de noisette et un peu d'eau tiède. Laissez poser la pâte obtenue pendant 10 minutes puis rincez.

MASQUE RÉGÉNÉRANT

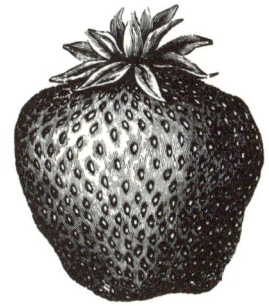

Voici un masque maison qui nourrit, purifie et rajeunit votre peau. Écrasez 6 fraises en purée, puis mélangez-les avec 1 cuillère à café d'huile d'olive, 1 cuillère à café d'argile verte en poudre et 1 cuillère à soupe de crème fraîche. Appliquez sur votre visage en évitant les contours des yeux et laissez agir 20 minutes, puis rincez.

La banane

La banane

En France, toutes les bananes ont peu ou prou la même allure. Il en existe pourtant des petites, grosses, jaunes, vertes, roses, violacées… Et les astuces les plus malignes sont celles qui reposent non pas sur la banane elle-même, mais sur sa peau.

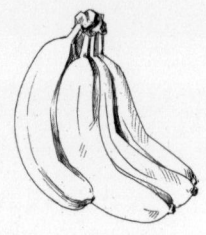

Le succès de la banane des Antilles (250 000 tonnes produites chaque année en Guadeloupe et en Martinique) nous a fait oublier que la banane est un fruit originaire d'Asie du Sud-Est (Malaisie). La banane ne pousse pas sur un arbre, mais plutôt sur une herbe à feuilles géantes. La « domestication » de la banane remonte à plusieurs millénaires.

Outre les variétés de bananes fruits, il existe aussi des bananes dites « légumes », dont la plus connue est la banane plantain. Moins sucrée, cette banane résiste très bien à la cuisson et prend une saveur particulièrement agréable lorsqu'elle est frite. Nos bananes bien jaunes et bien sucrées peuvent aussi agrémenter quelques plats salés : elles se marient bien avec le curry et le jambon ou le lard. Mais n'oublions pas les fameux banana split et les bananes flambées ou au four, quel délice…

Ses bienfaits

La pulpe de banane est riche en glucides et en neuromédiateurs (dopamine, sérotonine, tyramine, tryptophane), pauvre en protéines et

> **ORIGINE**
>
> La banane est appelée « figue » en créole, à la Réunion ou aux Antilles. Le mot « banane » est dérivé du portugais, lui-même provenant certainement de l'arabe « banan », signifiant « doigts ».

en lipides. Elle contient des quantités intéressantes en vitamine B6 et C. Elle apporte aussi des quantités intéressantes de manganèse et de potassium et un peu de magnésium. Son arôme est lié à la présence d'acétate d'amyle. Au niveau glucides, la banane contient environ 5% d'amidon, 5% de fructose, 5% de glucose et 2,5% de saccharose. Lorsque la banane mûrit, l'amidon se transforme en sucres du centre vers la périphérie.

Côté santé, la banane mûre est connue pour apaiser les maux d'estomac. Manger un fruit procure, en effet, une sensation immédiate de confort, comme si la chair de la banane venait littéralement « tapisser » l'œsophage. Cet effet protecteur s'explique par son activité alcalinisante qui rend la banane mûre utile en cas de gastrite ou d'ulcère gastrique. La banane pourrait même participer à la prévention des ulcères. La banane mûre est utile en cas de constipation, au contraire de la banane verte, qui est plutôt astringente et utile en cas de diarrhée et même d'hémorroïdes. La peau de banane ne se mange pas et n'apporte pas de grande valeur nutritionnelle.

> **FLORAISON**
>
> La floraison se produit au bout de 7 mois. Les fleurs femelles vont donner naissance aux fruits, qui seront mûrs 4 mois après. Ce sont les chauves-souris qui assurent la pollinisation.

Masque pour cheveux secs

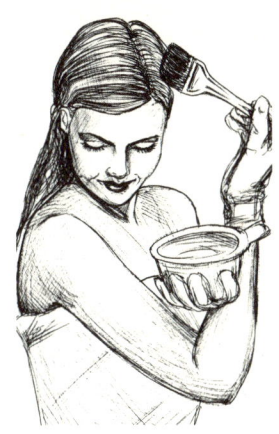

Hydratez vos cheveux efficacement avec un masque nourrissant spécifique. Écrasez 1 banane jusqu'à l'obtention d'une purée puis ajoutez 1 jaune d'œuf, 2 cuillères à café de miel liquide et le jus d'un citron. Appliquez cette mixture sur vos cheveux et laissez-la pendant une heure. Rincez-vous la tête puis lavez-la avec un shampooing doux. Renouvelez le soin 2 fois par semaine, pendant un mois.

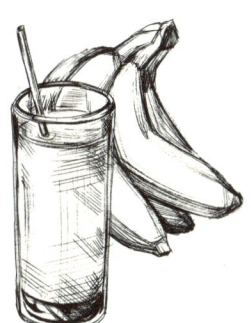

Les lendemains de soirées arrosées

Ce qu'il vous faut ? Refaire le plein de potassium, de vitamines, de fructose et autres éléments nutritifs. Pour cela, rien de tel qu'un milk-shake à la banane. Mixez 1/2 verre de lait avec 1 banane et 2 cuillères à café de miel. Le meilleur remède est encore de ne pas boire ou de ne boire que très modérément.

Contre une arête coincée

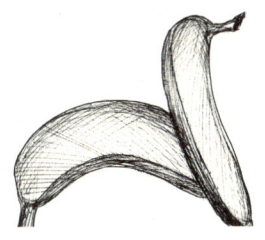

Les enfants ont toujours du mal avec les poissons présentés entiers, notamment à cause des arêtes. Défaites-leur soigneusement les filets en retirant l'arête centrale et les petites arêtes sur les côtés. Malgré votre soin votre petit dernier se retrouve irrité par une arête coincée dans la gorge ? Proposez-lui tout de suite une banane pour éliminer fissa l'indésirable. Si ça ne passe pas, consultez rapidement un médecin.

La banane

Calmer le mal de mer

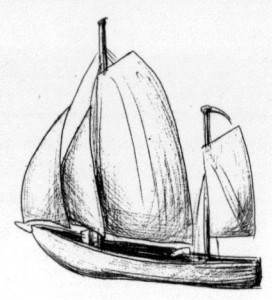

Quand ça tangue, que l'horizon est en mouvement constant, que le sol n'assure aucune stabilité… on a souvent l'estomac au bord des lèvres. C'est normal. Une question d'oreille interne et d'équilibre malmené en bateau. Ce n'est pas une raison pour rester le ventre vide, mangez plutôt une banane, par petites bouchées, vous vous sentirez mieux.

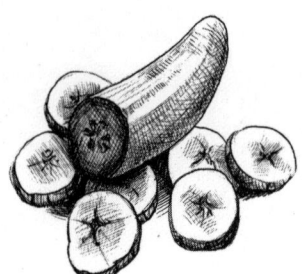

De la vitamine !

Votre routine métro-boulot-dodo vous épuise à vue d'œil. Besoin d'un petit coup de boost ? Rien de tel que la banane ! Le matin, au réveil, écrasez une banane en purée et ajoutez-lui 2 cuillères à café de miel et 1 de crème fraîche. Avalez cette mixture en guise de petit déjeuner pour bien commencer la journée !

Masque désincrustant

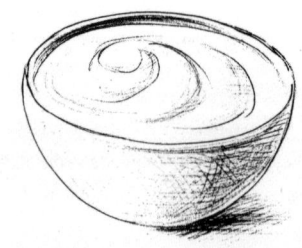

Pour attaquer la peau en profondeur et éliminer les impuretés de votre visage, préparez ce masque maison confectionné par nos aïeules. Mixez une banane avec une pomme de terre préalablement cuite à l'eau. Une fois la mixture refroidie, apposez-la sur votre visage en prenant soin d'éviter les contours des yeux durant une quinzaine de minutes. Rincez abondamment.

Venir à bout des points noirs

À l'époque de nos grands-mères, les divers gommages et produits pour enlever les points noirs n'existaient pas ! Elles avaient une technique maison pour faire disparaître les intrus incrustés sur leur peau : elles frottaient leur visage avec la face interne d'une peau de banane.

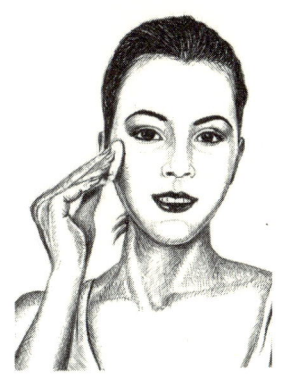

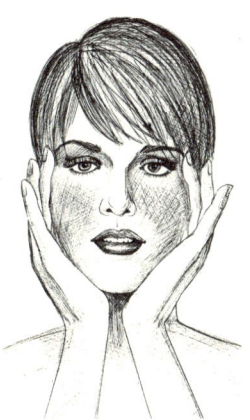

Antirides à la banane

Voici la recette de l'antirides qu'utilisaient autrefois nos ancêtres. Elles écrasaient le quart d'une banane en purée jusqu'à obtenir une texture crémeuse. Elles étalaient ensuite la mixture sur leur visage en insistant sur les zones concernées. Elles laissaient ensuite agir ce masque miracle pendant 20 minutes avant de rincer à l'eau tiède, puis froide.

Après-rasage adoucissant pour les jambes

Après vous être rasée, il est nécessaire d'hydrater correctement votre peau. Confectionnez un baume hydratant maison à l'aide d'une banane écrasée en purée mélangée à de l'huile d'olive et du jus de citron. Massez-vous les jambes avec pendant 15 minutes puis rincez. Attention, la préparation obtenue ne se conserve que 2 jours.

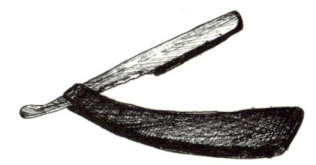

La banane

Panser les brûlures peu profondes

Mamie disait que les légères brûlures pouvaient être soulagées avec une peau de banane. Elle fabriquait un pansement en enroulant la peau de banane autour de la zone touchée, côté intérieur sur la peau. Elle l'attachait ensuite à l'aide de morceaux de sparadrap et renouvelait l'opération toutes les 2 à 3 heures. Selon elle, la douleur s'apaisait rapidement.

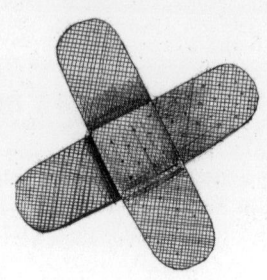

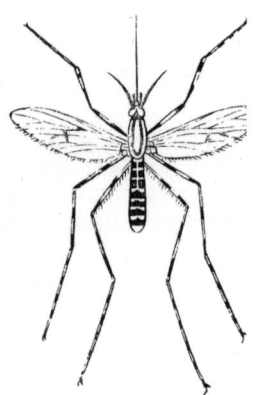

Soulager une piqûre de moustique

L'été, les moustiques ont faim et, évidemment, c'est vous qu'ils préfèrent, et non votre voisin de chambre ! Mamie conseillait à ses petits enfants qui s'étaient faits piquer d'atténuer la douleur et les démangeaisons en frictionnant sur les parties touchées l'intérieur d'une peau de banane. L'enflure et l'irritation devaient rapidement diminuer selon elle.

Contre la gueule de bois

Vous vous réveillez le lendemain d'une soirée bien trop arrosée. Faire la fête, c'est bien, mais le lendemain, vous en faites les frais ! Pour apaiser la gueule de bois, mangez 1 à 2 bananes accompagnées de miel dès votre réveil, au petit déjeuner. La banane contenant un antiacide naturel calme votre estomac et, avec le miel, fait grimper le niveau de sucre dans le sang. Mais le meilleur remède est encore de ne pas boire ou de ne boire que très modérément.

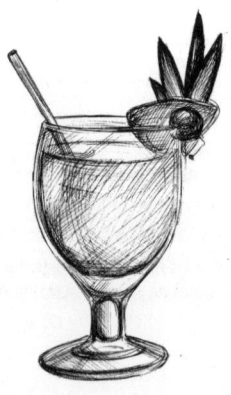

Baume à lèvres écolo

Vous avez oublié votre baume à lèvres à la maison ? Mais le froid ne vous oublie pas, lui ! Pas de panique, sacrifiez un petit bout de votre quatre heures : prenez un petit morceau de banane et appliquez-le sur vos lèvres. Il hydratera vos lèvres aussi bien qu'un baume en stick.

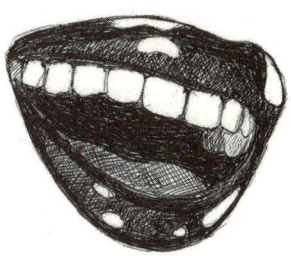

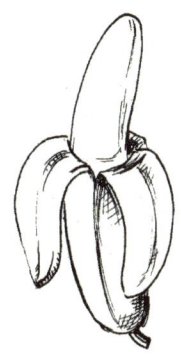

Soulager l'urticaire

Vous souffrez de poussées d'urticaire ? Ou bien votre petit a eu le malheur de tomber dans les orties ? Ça gratte, ça pique ! Grand-mère apaisait les démangeaisons grâce à la banane. Elle plaçait la face interne d'une peau de banane bien mûre sur les parties irritées : cela aidait à calmer la douleur et l'envie de gratter.

Combattre le stress

Le magnésium fait partie des ennemis numéro 1 du stress. Vous en trouverez dans la banane. Mangez régulièrement des bananes si vous faites l'objet de carences en magnésium : cela vous évitera de souffrir de crampes, de nervosité, de fatigue et de stress.

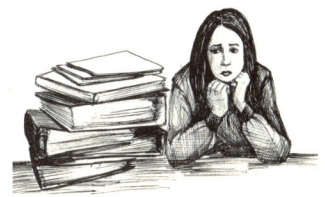

La banane

Masque capillaire

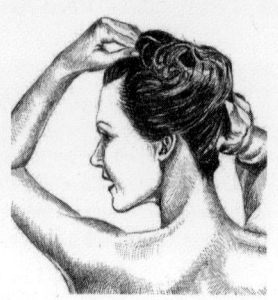

La banane donne douceur et brillance aux cheveux. Mixez 1/2 banane bien mûre avec 4 cuillères à soupe d'eau. Le mélange doit être fluide. Laissez poser 45 minutes, rincez abondamment et lavez vos cheveux. Tout est dans la préparation : un masque mal fait vous obligera à laver et peigner vos cheveux plusieurs fois ; un masque bien dosé leur redonnera un coup de fouet.

Éliminer une verrue

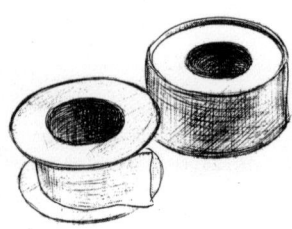

Mamie posait sur la verrue un petit morceau de peau de banane, l'intérieur blanc plaqué contre la verrue. Elle maintenait le tout avec un sparadrap et patientait aussi longtemps que possible. On dit parfois que la verrue n'est partie pour de bon que lorsque le morceau de peau s'est totalement desséché.

Un masque hydratant

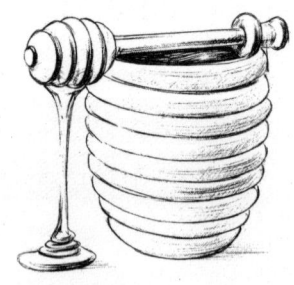

Pour réaliser votre masque, choisissez une banane bien mûre. Étalez sur votre visage la banane écrasée au naturel. Vous pouvez aussi mélanger la purée de banane à 1 cuillère de miel, 1 cuillère d'huile d'olive ou encore 1 cuillère d'eau florale. Laissez poser une vingtaine de minutes.

Une peau irritée

On entendait souvent Mamie dire que si l'on appliquait un morceau de peau de banane sur la démangeaison, elle disparaîtrait plus vite.

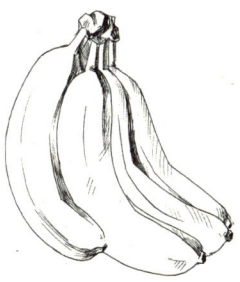

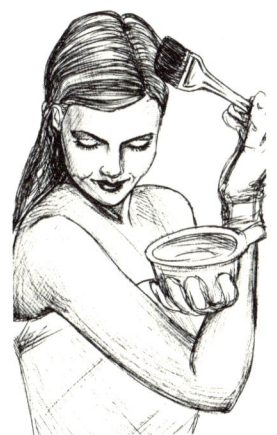

Masque pour les cheveux secs

Mixez une banane et quatre cuillères à soupe d'huile d'olive. Appliquez ce masque et laissez reposer entre 45 minutes et une heure. Rincez vos cheveux à l'eau tiède puis lavez-les.

Masque anti peau sèche

Prenez un avocat bien mûr, écrasez sa chair et ajoutez-y un trait d'huile d'olive, bio de préférence. À défaut d'avocat, vous pouvez également utiliser une banane. Laissez poser une dizaine de minutes.

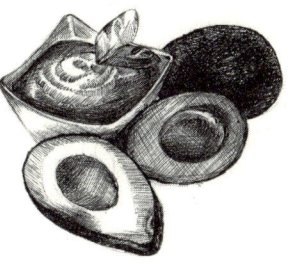

Le bicarbonate de soude

Le bicarbonate de soude

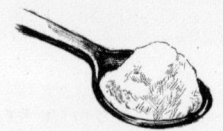

Belges et Québécois lui ont trouvé de bien plus jolis noms : ils l'ont baptisé respectivement sel de Vichy et petite vache. Les Français lui ont conservé son nom scientifique, mais cela ne les a pas empêchés d'exploiter ses grandes qualités.

Le bicarbonate est un produit bon marché qui blanchit, décolle la saleté et désodorise en même temps. Il assainit cuisines et salles de bains, en redonnant de l'éclat aux vasques et aux appareils électroménagers. On l'ajoute à la lessive pour laver « plus blanc que blanc » et adoucir le linge. On peut l'employer en pâtisserie pour faire lever les gâteaux. C'est aussi un produit à glisser dans toutes les pharmacies car il est antiacide. Il aide à faire passer les brûlures d'estomac, un repas trop copieux, les nausées et les écœurements de la femme enceinte. Il entretient la blancheur de l'émail des dents et la fraîcheur de l'haleine. Le bicarbonate est un produit naturel, il peut donc être ingéré à doses adéquates sans souci. Son utilisation dans le domaine de la santé ne peut être que ponctuelle ; il est donc déconseillé d'employer le bicarbonate pour calmer des aigreurs d'estomac chroniques qui appellent une prise en charge par un médecin. Le bicarbonate de soude s'emploie aussi au jardin, comme fongicide naturel : on le dilue dans un peu d'eau, on ajoute du savon liquide et on vaporise le tout sur le feuillage des plantes, qui retrouve dans le même temps une belle couleur.

> **DU BICARBONATE PÉRIMÉ ?**
>
> Vous voulez savoir si votre bicarbonate est encore bon ? Prenez-en une pincée et versez dessus quelques gouttes de vinaigre blanc. Si le mélange fait des bulles, vous pouvez l'utiliser.

Où le trouver ?

On peut se procurer du bicarbonate de soude en pharmacies, dans les magasins de bricolage et dans les grandes surfaces, où il voisine avec le sel, mais aussi avec les produits d'entretien. Le bicarbonate peut être vendu à des fins « techniques » ou « alimentaires ». Si vous achetez le produit dans une pharmacie, la question ne se pose pas. Pour le reste, les deux produits se ressemblent mais ne sont pas interchangeables, soyez vigilant. Afin d'avoir toujours sous la main le bicarbonate de soude dont vous avez besoin, nous vous conseillons d'acheter la poudre alimentaire : aucun risque avec celui-ci de se tromper.

> **CONSERVATION**
>
> Le bicarbonate ne peut être utilisé plusieurs fois : s'il a déjà servi, il perd toutes ses propriétés. Un paquet ouvert se conserve pendant un an. Gardez-le à l'abri de l'humidité.

LOTION POUR LES BOUTONS

Les boutons arrivent sans prévenir… mais comment les faire partir ? Préparez cette lotion : mélangez 1 cuillère à café de chlorure de magnésium, 1 cuillère à café de bicarbonate de soude et un peu d'eau florale. Appliquez-la tous les jours sur vos boutons.

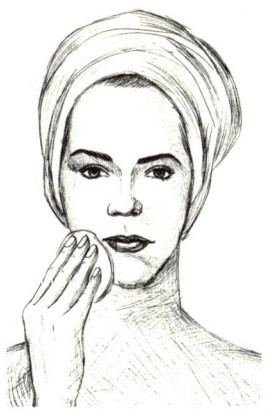

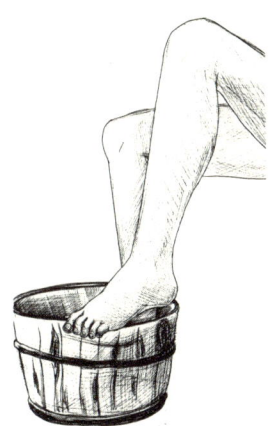

BAIN DE PIEDS

Grand-mère prenait soin de ses pieds régulièrement, en prenant des bains nettoyants. Portez à ébullition 2 litres d'eau. Ajoutez un bol de flocons d'avoine préalablement imbibés d'eau. Laissez cuire cinq minutes. Retirez du feu. Une fois que la mixture est froide, ajoutez 20 g de bicarbonate de soude et le jus de 1 citron. Faites chauffer une nouvelle fois, puis trempez-y vos pieds. Vingt minutes plus tard, rincez abondamment.

SOULAGER LES APHTES

Les aphtes ont le chic pour gâcher votre quotidien en irritant votre bouche dès que vous mangez ? Remédiez à ce petit désagrément en recourant à ce remède : mélangez le jus de 2 citrons avec 1 cuillère à café de bicarbonate de soude. Imbibez un coton-tige avec cette mixture et passez-le sur vos aphtes. Poursuivez en faisant des bains de bouche avec le reste de la mixture.

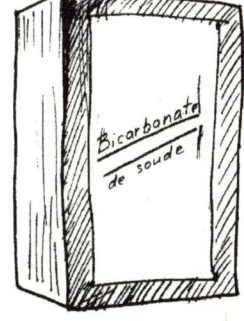

Le bicarbonate de soude

Odeurs de pieds

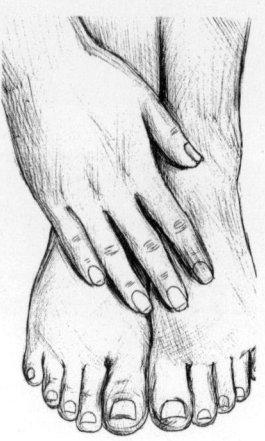

Les pieds, lorsqu'ils sont trop longtemps confinés, dégagent des mauvaises odeurs. Grand-mère évitait ce désagrément en les saupoudrant de bicarbonate de soude avant d'enfiler ses chaussures. Même après une longue journée de marche sous la chaleur, ses pieds restaient ainsi frais et sans odeur !

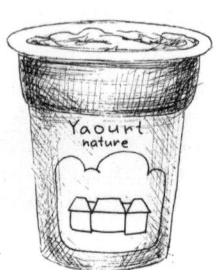

Fortifier ses os

Pour fortifier ses os, Grand-mère avait un remède ancestral. Matin et soir, elle mangeait 1 yaourt avec 1 cuillère à café de bicarbonate de soude. Ainsi, disait-elle, cela aidait ses os à fixer le calcium et rendait en prime son ossature plus résistante aux chocs.

Booster sa mémoire

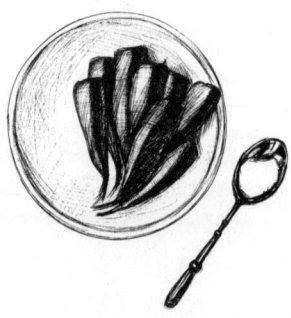

Mamie disait toujours que manger du poisson stimule la mémoire. Elle rendait ce remède encore plus efficace en saupoudrant ses mets avec une pincée de bicarbonate de soude. Si vous vous demandiez pourquoi votre grand-mère n'oubliait pas la moindre de vos bêtises, c'est dans ce petit geste que résidait tout son secret.

Stopper le hoquet

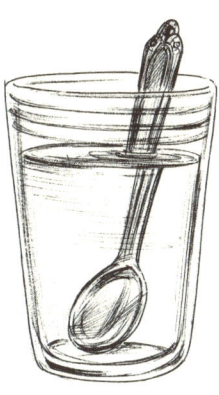

Hic, hic, hic : votre hoquet ne veut pas passer ? Mamie arrive à la rescousse et vous donne son secret pour le faire passer. Buvez 1 grand verre d'eau contenant 1 cuillère à café de bicarbonate de soude en laissant 1 cuillère dans votre verre. Avalez d'une traite ! Hic ? Eh non ! Le hoquet a disparu.

Dégager les bronches

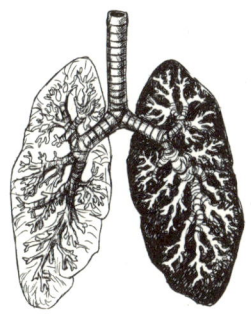

En cas de bronches encombrées, faites-vous une inhalation au bicarbonate de soude. Si vous n'avez pas d'appareil, portez une casserole à ébullition puis diluez 4 cuillères à café de bicarbonate avec 5 gouttes d'huile essentielle d'eucalyptus. Penchez-vous au-dessus avec une serviette sur la tête. Humez : vos bronches seront dégagées !

Fatigue

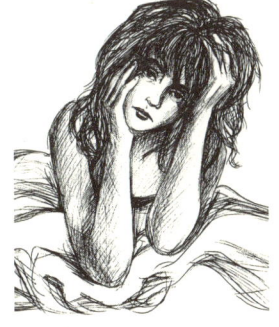

À vivre à 100 à l'heure, l'organisme se fatigue et vous pouvez vous sentir sans forces. Lorsque Grand-mère était dans la même situation, elle retrouvait du tonus avec un bain revigorant. Elle plongeait dans une eau fraîche à 10 °C où elle avait au préalable dilué 4 cuillères à soupe de bicarbonate de soude. Après 5 minutes d'immersion, elle en ressortait pleine d'énergie et revigorée !

Le bicarbonate de soude

Poils incarnés

Quoi que vous fassiez, vos poils poussent sous la peau. Résultat : vos jambes sont marquées et jamais nettes. Grand-mère a le remède miracle qu'il vous faut : humidifiez un coton d'eau tiède, puis saupoudrez-le de bicarbonate de soude. Tapotez délicatement les zones où les poils sont incarnés. Restez 2 minutes sur chaque zone. Petit à petit votre peau va s'assouplir et vos jambes seront enfin parfaites !

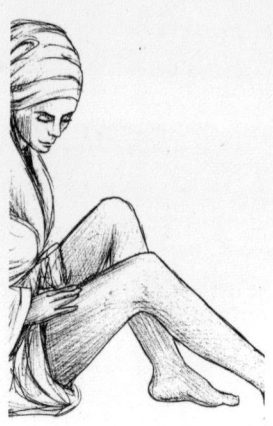

Soigner les ampoules

Rien de mieux que le bicarbonate de soude pour faire disparaître les ampoules. Mélangez-en 3 cuillères à soupe avec 1 grosse cuillère d'eau jusqu'à obtenir un mélange homogène. Déposez votre mixture sur les zones touchées et couvrez avec un pansement. Laissez agir toute une nuit. Renouvelez l'opération autant de fois que nécessaire.

Démangeaisons du cuir chevelu

Certains cuirs chevelus sont plus sensibles que d'autres. Les shampooings les irritent et ils finissent par s'assécher. Résultat : votre tête vous démange. Apaisez votre cuir chevelu avec un peu de bicarbonate de soude. Rajoutez-en 1 cuillère à café dans le shampooing que vous utilisez régulièrement. Dès que le mal est enrayé, utilisez 1 shampooing classique pour cheveux sensibles.

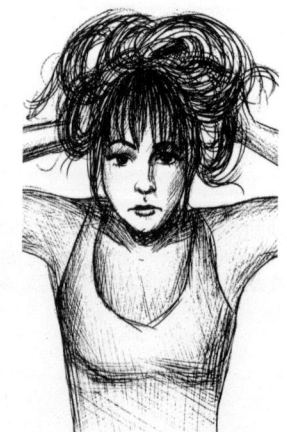

Prévenir les mycoses

Vous adorez aller à la piscine ? Certes, c'est très bon pour la santé, mais un peu moins pour vos pieds si vous attrapez sans cesse des mycoses ! Mamie ne se privait pas d'un bon plongeon à cause de ce vilain désagrément. Elle se soignait rapidement avec du bicarbonate de soude. Diluez-en 2 cuillères à café dans une petite bouteille et rincez-vous avec ce mélange après chaque séance.

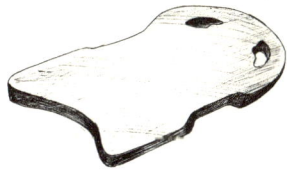

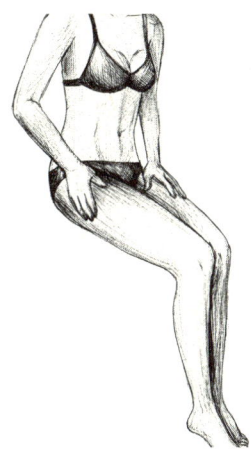

Un remède contre l'eczéma

Si votre enfant souffre d'eczéma, Mamie a un remède ancestral qui le soulagera rapidement. Préparez-lui un bon bain bicarbonaté. Faites couler de l'eau chaude et versez 1 cuillère à café de bicarbonate de soude par litre d'eau. Laissez votre petit au moins 25 minutes. Terminez en appliquant une huile hydratante neutre pour ne pas irriter sa peau.

Extinction de voix

Vous avez trop crié la veille ? Résultat, vous n'avez plus de voix et en prime vous souffrez d'un mal de gorge. Soulagez un peu ce mal grâce au bicarbonate de soude. Avalez-en 1 petite cuillère à café toutes les 3 heures pendant 24 heures. Le lendemain, ça ira sûrement mieux !

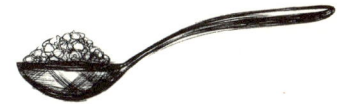

Le bicarbonate de soude

Piqûre d'abeille

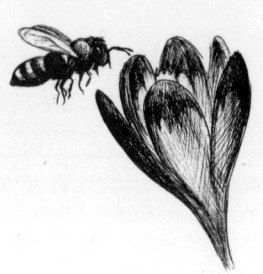

En cas de piqûre d'abeille, courez vite chercher votre paquet de bicarbonate. Mélangez-en 3 cuillères à café dans un peu de vinaigre. Vérifiez que le dard de l'abeille n'est pas resté dans votre chair. Tamponnez ensuite localement à l'aide d'une compresse humidifiée de votre vinaigre bicarbonaté.

Soulager les pieds gonflés

Ce remède rendra le sourire à toutes les femmes enceintes dont les pieds gonflent. Dans une bassine, versez 1 verre de vinaigre de cidre et 2 cuillères à soupe de bicarbonate de soude. Plongez-y vos pieds et relaxez-vous. Le soulagement sera (presque) immédiat.

Éviter les nausées

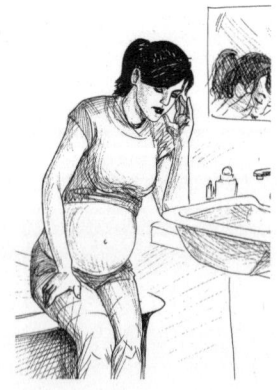

Si vous vous sentez nauséeux dès le réveil, allez chercher votre bicarbonate de soude. Diluez-en 2 cuillères à café dans 1 grand verre d'eau. Buvez, vous serez tranquille tout au long de la journée. En cas de nausées répétées : consultez.

Gargarisme contre le mal de gorge

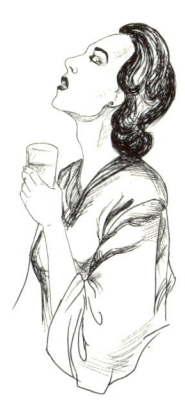

Pour les maux de gorge très prononcés, optez pour un gargarisme au bicarbonate de soude. Rincez-vous plusieurs fois la gorge avec de l'eau tiède additionnée de 2 cuillères à café de cet ingrédient magique. Laissez agir au moins 5 bonnes minutes dans votre bouche.

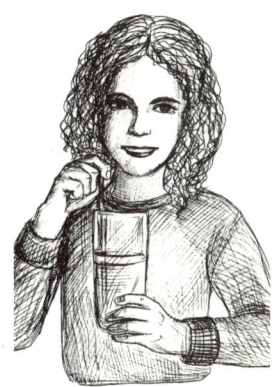

Maux de gorge

L'arrivée du froid annonce souvent le début des maux de gorge. Le matin au réveil, buvez 1 grand verre d'eau additionné de 1 cuillère à café de bicarbonate de soude et du jus de 1/2 citron. Le soulagement sera immédiat. Renouvelez si nécessaire et consultez votre médecin si cela ne passe pas.

Digestion difficile

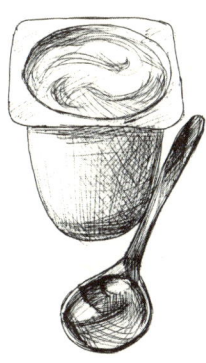

Lendemains de fête difficiles ? Soulagez naturellement votre estomac grâce au bicarbonate de soude. Durant 24 heures, buvez de l'eau bicarbonatée (2 cuillères à soupe pour 1 litre d'eau). Le lendemain, continuez en ingurgitant des aliments neutres comme le riz complet et les yaourts nature.

Le bicarbonate de soude

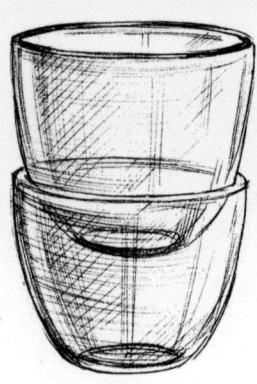

Sus aux durillons

En cas d'apparition de durillons sur vos pieds, confectionnez-vous une crème émolliente à base de bicarbonate de soude. Dans un bol, diluez 2 verres d'eau pour 6 verres de bicarbonate de soude. Mélangez : une pâte épaisse doit se former. Appliquez sur la zone touchée et laissez sécher.

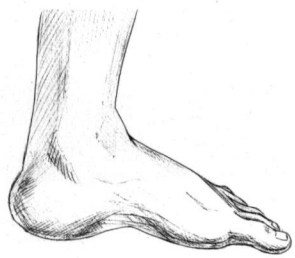

En finir avec les cors

Les cors s'en iront rapidement avec les secrets médicinaux de Grand-mère. Mélangez 3 verres de bicarbonate de soude avec 1 verre d'eau jusqu'à l'obtention d'une pâte un peu épaisse. Appliquez-en sur les cors et laissez sécher à l'air libre. Renouvelez le soin jusqu'à leur complète disparition.

Enlever le feu d'une petite brûlure

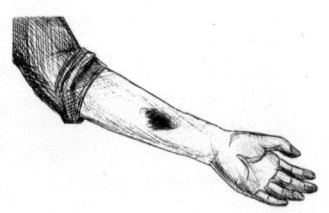

Si vous avez l'habitude de cuisiner, vous devez parfois vous faire de petites brûlures. Dès que cela arrive, apaisez votre peau avec de l'eau bicarbonatée bien froide. Diluez 2 cuillères à café de bicarbonate de soude dans 1 verre d'eau, cela devrait suffire à vous soulager rapidement.

Sus aux remontées acides

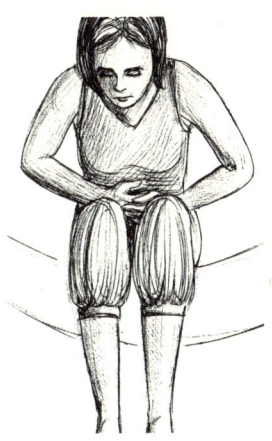

En cas de reflux acides ponctuels, buvez de l'eau bicarbonatée. À raison de 1 cuillère à café dans un grand verre d'eau dès que vous vous sentez mal, le reflux devrait vite être enrayé. Toutefois, si le problème persiste, consultez rapidement un médecin.

Assécher un bouton

Rien de plus simple que de faire disparaître un bouton. Dans un bol, versez 1 verre d'eau avec 3 cuillères à soupe de bicarbonate de soude. Une pâte doit se former. À l'aide d'un Coton-Tige, appliquez votre mixture sur le bouton et laissez sécher, puis rincez à l'eau claire.

Sus aux démangeaisons

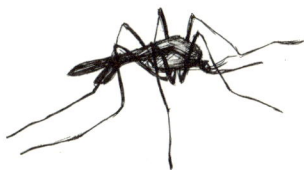

Zzz, un moustique s'est régalé toute la nuit sur votre bras ? Le lendemain, vous n'avez qu'une envie : gratter les zones piquées. Soulagez-vous en préparant le remède ancestral de Grand-mère. Versez 1 volume d'eau pour 3 volumes de bicarbonate de soude dans un bol jusqu'à l'obtention d'une pâte homogène. Appliquez sur la peau, laissez sécher puis rincez.

Le bicarbonate de soude

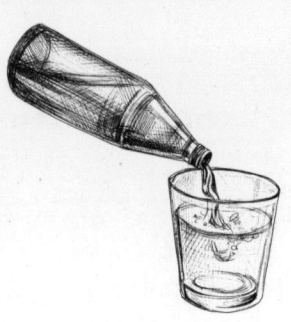

Apaiser les aphtes

Les aphtes sont de petites ulcérations de la muqueuse buccale. Grand-mère les chassait en rinçant intégralement sa bouche avec du bicarbonate de soude. Dans 1 verre d'eau, diluez-en 1 cuillère à café, prenez une gorgée de cette solution et laissez agir 5 minutes dans la bouche. Crachez et renouvelez l'opération 2 fois.

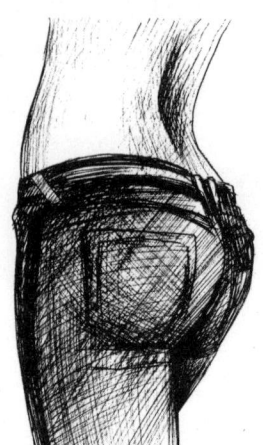

Boutons fessiers

Les frottements des jeans provoquent souvent des boutons sur les fesses. Pour retrouver une peau douce et lisse, optez pour le bicarbonate de soude. Mélangez-en 4 cuillères à soupe dans 1 bol d'eau chaude. Rajoutez du gros sel afin de former une pâte granuleuse. Appliquez ce mélange sur votre peau et frottez en faisant des cercles. Renouvelez le soin 2 fois par semaine.

Pointes sèches

Préparez-vous une huile hydratante : faites macérer 5 cuillères à café de bicarbonate de soude avec des bâtons de cannelle dans de l'alcool à 70° pendant 1 semaine. Après chaque shampooing, utilisez cette lotion en friction. Vos cheveux retrouveront toute leur douceur.

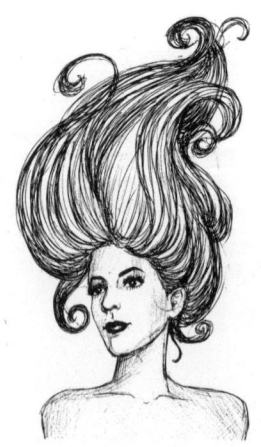

Bain de vapeur

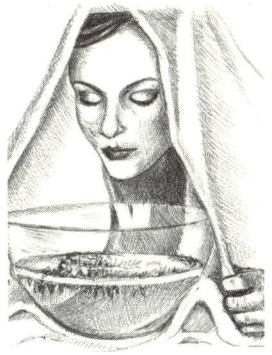

Lorsque Mamie souhaitait nettoyer en profondeur son visage, elle faisait un bain de vapeur maison. Faites bouillir une casserole d'eau additionnée de 3 cuillères à café de bicarbonate de soude, 5 gouttes d'huile essentielle de citron et 4 gouttes d'huile d'amande douce. Retirez du feu puis penchez-vous au-dessus de la casserole, la tête recouverte d'une serviette. Restez ainsi au moins 15 minutes. Séchez et terminez le soin en hydratant. La peau sera assainie et les pores resserrés.

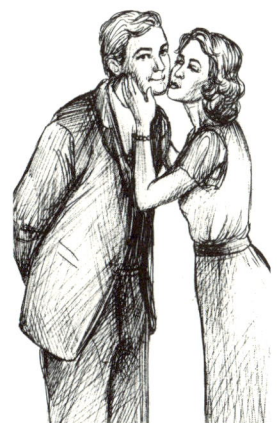

Des lèvres douces

Surprenez votre compagnon avec des lèvres douces et soyeuses. Tous les matins, versez un peu de bicarbonate de soude sur votre brosse à dents, puis brossez votre bouche humidifiée avec.

Un beau décolleté

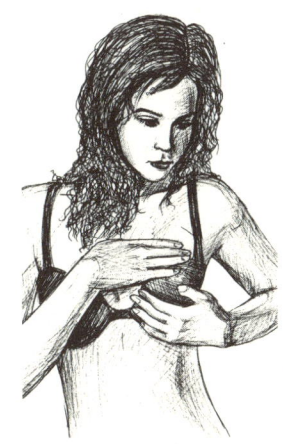

Grand-mère n'oubliait pas de prendre soin de son décolleté. Comment ? Avec un peu de bicarbonate de soude ! Diluez-en dans un peu d'eau jusqu'à obtenir une pâte homogène. Appliquez ensuite sur votre poitrine et frottez. Terminez en rinçant à l'eau et en hydratant. Votre décolleté sera soyeux et doux au toucher.

LE BICARBONATE DE SOUDE

DRAINANT NATUREL

Pour avoir des jambes fines, Grand-mère avait sa lotion magique maison. Elle diluait 1 cuillère à soupe de bicarbonate de soude dans 2 verres de vinaigre de cidre. Elle se massait quotidiennement les cuisses et les mollets avec ce mélange. Elle favorisait ainsi la circulation sanguine de ses gambettes et aidait à chasser les amas graisseux.

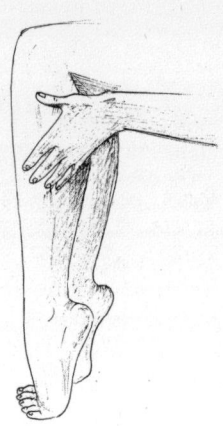

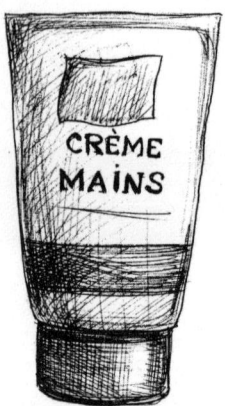

UNE CRÈME POUR LES MAINS EFFICACE

Vos mains sont rugueuses malgré l'utilisation fréquente d'une crème spécifique ? La solution : rajoutez 3 cuillères à café de bicarbonate de soude et 1 cuillère à soupe de vinaigre de cidre à votre crème.

LIMITER LA CHUTE DES CHEVEUX

Si vous avez tendance à perdre vos cheveux, vous pouvez les fortifier avec le remède de Grand-mère. Dans 1 litre d'eau chaude, diluez 1 cuillère à soupe de miel, 1 verre de vinaigre de cidre et 4 cuillères à soupe de bicarbonate de soude. Après votre shampooing habituel, utilisez cette préparation comme dernière eau de rinçage.

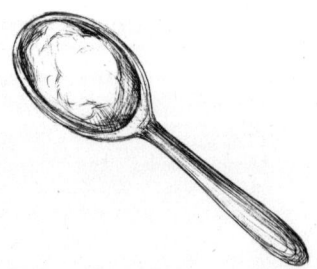

FORTIFIER LES ONGLES

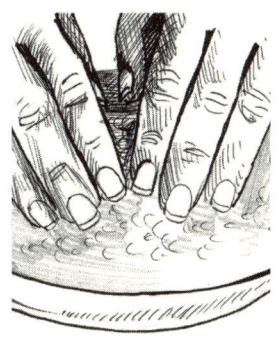

Mamie était coquette et adorait avoir de beaux ongles. Une fois par semaine, elle les trempait dans un bain bicarbonaté. Portez à ébullition 3 cuillères à soupe de bicarbonate de soude avec 1 verre de vinaigre de cidre. Laissez tiédir et plongez-y vos mains durant 15 minutes environ.

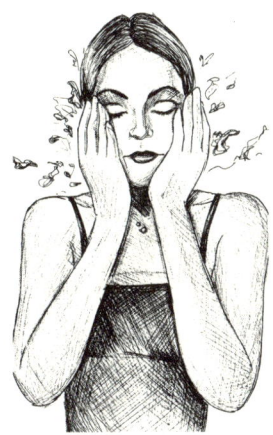

LOTION POUR PEAUX GRASSES

Dans 1 litre d'eau, mélangez 4 cuillères à soupe de bicarbonate de soude avec du jus de citron. Matin et soir, nettoyez-vous le visage en évitant les contours des yeux avec cette lotion ancestrale.

RESSERRER LES PORES

Mamie connaît une recette aussi économique qu'efficace pour chasser les vilains points noirs : portez à ébullition 1 cuillère à soupe de pétales de rose avec du citron et 5 cuillères à café de bicarbonate de soude. Laissez refroidir et filtrez. Conservez le tout dans un bocal hermétique. Tous les matins, nettoyez votre visage avec en prenant soin d'éviter les contours des yeux.

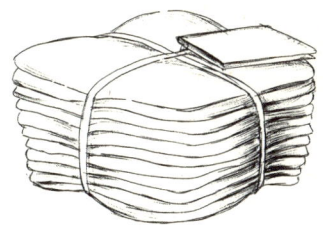

Le bicarbonate de soude

Peaux mortes

Le bicarbonate de soude sera votre allié pour enlever les peaux mortes de vos pieds. Mouillez-les, puis saupoudrez-les d'une fine couche de bicarbonate de soude. Massez énergiquement afin de faire tomber les résidus de peau. Terminez en rinçant à l'eau puis hydratez.

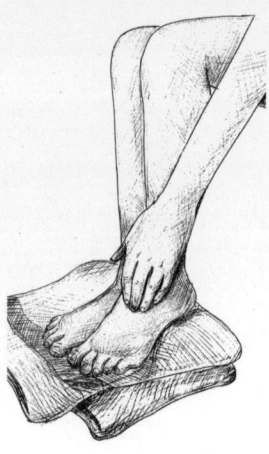

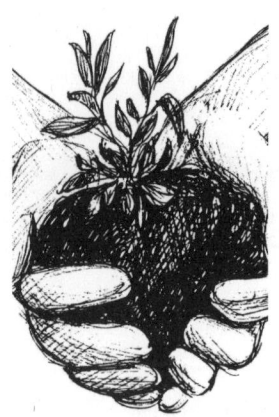

Ongles sales

Vous avez jardiné tout l'après-midi ? Votre jardin est magnifique et vos mains sont encrassées de terre ! Nettoyez-les naturellement avec un bain de bicarbonate de soude. Mélangez-en 2 cuillères à café dans 1 litre d'eau chaude. Trempez-y vos doigts 15 minutes environ puis rincez à l'eau.

Préserver ses mains

Si faire la vaisselle vous assèche les mains, rajoutez 2 cuillères à café de bicarbonate de soude dans votre eau de lavage. Cela diminuera la présence de calcaire, souvent responsable du dessèchement de la peau.

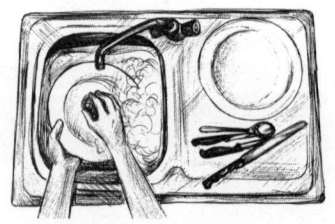

SOS boutons

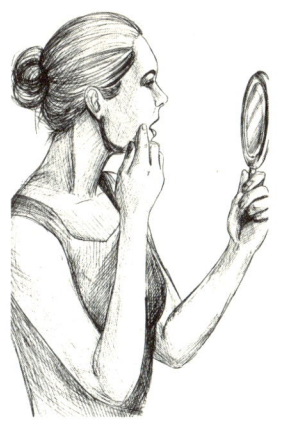

Ils surviennent toujours au mauvais moment : les boutons. Asséchez-les rapidement en appliquant de l'eau bicarbonatée dessus. Couvrez à l'aide d'un petit pansement. Le lendemain, vos boutons ne seront plus là.

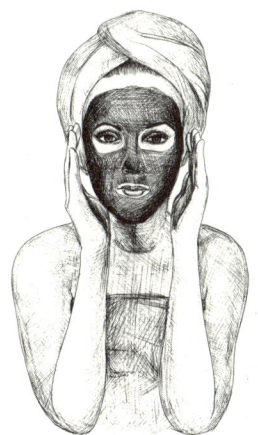

Gommage magique

Ne cherchez plus en vain un gommage efficace. Mamie en connaît un qui chassera toutes vos imperfections. Diluez dans 1 litre d'eau 5 cuillères à soupe de bicarbonate de soude jusqu'à obtenir une pâte homogène. Appliquez sur le visage puis massez délicatement en faisant des cercles concentriques. Rincez à l'eau puis finissez avec un soin hydratant.

Soin dentaire

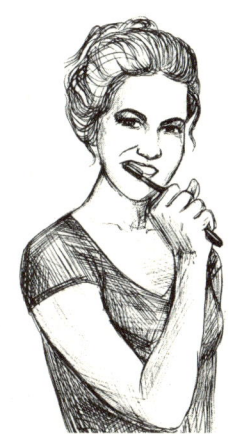

Rien ne vaut un bon brossage avec du bicarbonate de soude pour nettoyer ses quenottes en profondeur. Dans 15 cl d'eau, diluez 3 cuillères à café de bicarbonate de soude. Déposez la mixture obtenue sur votre brosse à dents puis lavez-les avec. Pas plus d'une fois par semaine en revanche.

Le bicarbonate de soude

Des muscles plus endurants

Il n'est pas question de booster vos performances dans le cadre de vos activités sportives, mais d'aider vos muscles à se fatiguer moins rapidement et à bien récupérer après l'effort. Boire de l'eau bicarbonatée 1 à 2 heures avant, pendant et après l'exercice, permet de fortifier vos muscles et de mieux résister aux efforts intenses et prolongés en compensant l'acidité produite par le métabolisme musculaire. Dans une bouteille de 1,5 litre d'eau, diluez 4 cuillères à café de bicarbonate de soude. Mais attention, si des effets indésirables tels que nausées (voire vomissements) et diarrhées se manifestaient, arrêtez d'en boire !

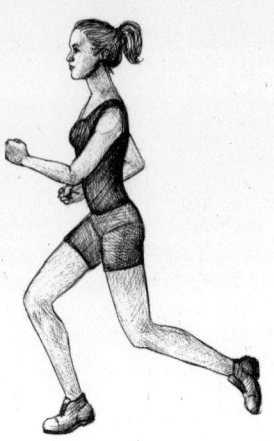

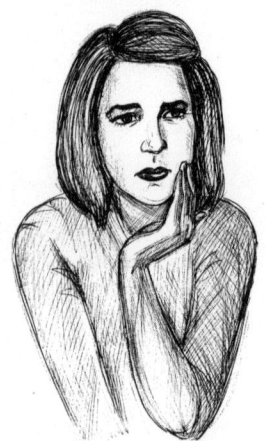

Limiter les problèmes dentaires

Le bicarbonate de soude sera votre allié pour une bonne hygiène bucco-dentaire. Pour éviter l'accumulation de dépôts alimentaires, source de développement des bactéries, diluez-en 2 cuillères dans 1 verre d'eau tiède et rincez-vous la bouche avec ce mélange après chaque repas. Si vous avez les gencives sensibles, demandez au préalable l'avis à votre dentiste.

Soulager un coup de soleil

Si le soleil a fait des siennes sur votre peau et que vous n'avez pas de crème apaisante sous la main, optez pour le bicarbonate de soude. Imprégnez d'eau un torchon et saupoudrez-le de 5 cuillères à café de bicarbonate de soude. Tapotez ensuite délicatement les zones meurtries. Vous devriez vous sentir soulagé !

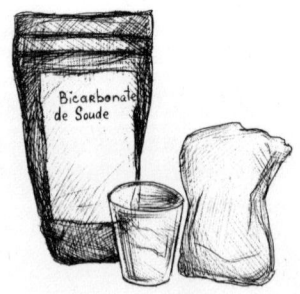

En finir avec les pellicules

Rien de pire que des cheveux remplis de pellicules. Éradiquez-les naturellement avec le bicarbonate de soude. Diluez-en 4 cuillères à café dans 1 bol d'eau et frictionnez votre cuir chevelu avec ce mélange. Renouvelez l'opération 2 fois pendant 2 semaines. Si le problème persiste, n'insistez pas. Consultez votre médecin.

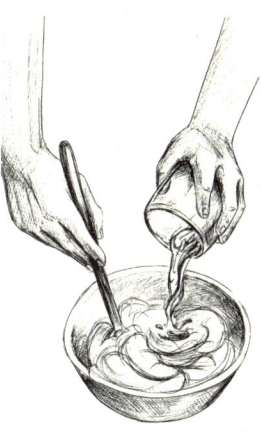

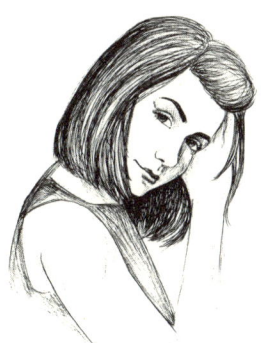

Des cheveux souples

Certains jours, quoi que vous fassiez, vos cheveux ne veulent pas se coiffer. La raison : ils manquent de souplesse. Remédiez-y en ajoutant 1 cuillère à café de bicarbonate de soude à votre shampooing. Votre crinière devrait être moins rebelle et devrait se démêler plus facilement.

Contre les imperfections

Ne cherchez plus la crème miracle contre les boutons. Faites plutôt confiance à Mamie qui avait une peau sans imperfections. Humectez votre visage avec un peu d'eau, puis étalez du bicarbonate de soude. Un masque avec des petits grains doit se former. Gardez-le 2 minutes si vous souhaitez faire un traitement de fond et 5 minutes si vous avez des boutons à chasser.

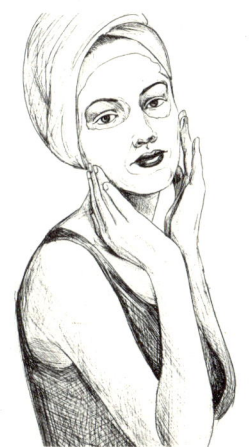

Le bicarbonate de soude

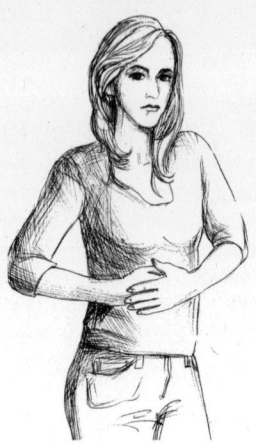

Mieux digérer

Votre ventre fait des siennes ? Après un repas copieux, il arrive que la digestion soit compliquée. Boire de l'eau gazeuse permet de mieux digérer. Mais choisissez-la bien : elle doit être riche en bicarbonate de soude.

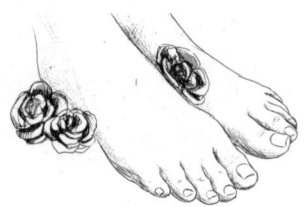

Pieds odorants

Quand l'été arrive, les températures montent inévitablement, et les petits tracas de transpiration nous accompagnent quotidiennement. Si vous avez tendance à trop transpirer des pieds, pensez à saupoudrer l'intérieur de vos chaussures avec un peu de bicarbonate de soude la veille au soir. Vous limiterez ainsi les possibles odeurs.

Soigner la gueule de bois

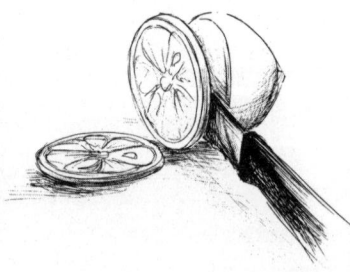

Les lendemains de soirée ou de repas festifs peuvent être difficiles si vous avez trop forcé sur l'alcool… Vous vous sentez vaseux, le mal de crâne en prime. Afin de soulager ces maux, préparez-vous cet antidote d'antan : le jus de 1/2 citron, 1 cuillère à café de bicarbonate de soude, 1 cuillère à café de sucre et le tout dans un grand verre d'eau bien fraîche. Mais le meilleur remède est encore de ne pas boire ou de ne boire que très modérément.

Contre une piqûre d'insecte ou de méduse

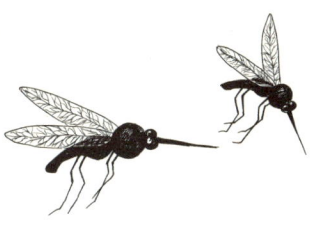

Une abeille vous a piqué ? Ou bien une araignée ? Pire, une méduse ! Ayez toujours un petit flacon de vinaigre blanc dans lequel vous aurez mélangé 2 à 3 cuillères à café de bicarbonate de soude. Tamponnez cette lotion sur la piqûre, cela vous soulagera. Agissez au plus vite, elle n'en sera que plus efficace.

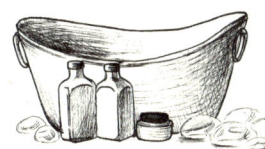

Un bain deux en un

Profitez des bienfaits du bicarbonate de soude en en versant 1 verre dans votre bain. Vous serez relaxé, votre peau sera tonifiée et plus douce. Cela nettoie également votre baignoire, qui prend aussi son « bain » !

Brûlures d'estomac

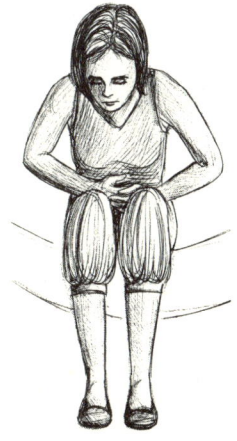

Vous calmerez en une petite demi-heure des aigreurs d'estomac en buvant un verre d'eau auquel vous aurez ajouté 1 cuillère à café de bicarbonate de soude. Ce remède de grand-mère n'a pour but que de soulager une douleur passagère, et n'est pas efficace face à des maux d'estomac chroniques.

La camomille

La camomille

Grâce aux fabricants de shampooings, la camomille est célèbre pour sa capacité à entretenir les chevelures blondes en renforçant leurs reflets dorés. Ces fleurs, à l'allure de grandes pâquerettes, ont cependant bien d'autres applications.

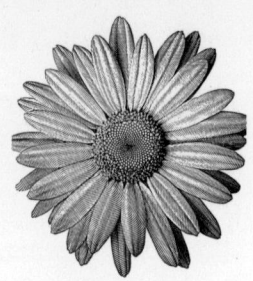

Avec la camomille, il est parfois difficile de s'y retrouver. En effet, on utilise en herboristerie deux types de camomilles qui portent toutes deux plusieurs noms : d'un côté, la camomille vraie, aussi appelée camomille romaine, et de l'autre, la camomille matricaire également connue sous le nom de camomille allemande. Pour compliquer encore cette histoire de noms, on appelle parfois la camomille allemande « camomille sauvage ». Globalement, les vertus des deux plantes sont assez similaires, quoique les puristes aiment à distinguer, symptôme par symptôme, quelle camomille il convient d'utiliser préférentiellement.

> **HUILE ESSENTIELLE**
>
> Si vous vous décidez à acheter des huiles essentielles, vérifiez bien que le flacon possède la mention « 100 % pure et naturelle ». Le nom latin doit y être marqué : *Anthemis nobilis* pour la camomille romaine et *Matricaria camomilla* pour la camomille allemande.

Utilisation

Tonique, la camomille ouvre l'appétit en même temps qu'elle apaise les voies digestives. La camomille ne s'appelle pas « matricaire » par hasard, « matri » provenant du latin « mère » qui rappelle qu'elle possède des propriétés contre les maladies touchant les femmes. Elle est, en effet, capable de soulager des maux typiquement féminins : elle remet de l'ordre dans les cycles, diminue les maux de ventre liés au syndrome menstruel et évite les bouffées de chaleur qui accompagnent la ménopause. Les petites fleurs au cœur jaune bien bombé sont également indiquées en complément des traitements médicaux pour calmer rhumes et maux de gorge. Leur action apaisante en fait des alliées de choix pour les peaux sensibles sujettes aux rougeurs et aux irritations, ainsi que pour les tempéraments nerveux et les personnes qui souffrent régulièrement de fatigue oculaire.

> **EN PLEINE NATURE**
>
> La camomille allemande et la camomille romaine sont toutes deux des plantes herbacées issues de la famille des astéracées. Vous les trouverez à l'état sauvage assez facilement, le long des chemins, de mai à novembre.

Pour tous ces usages, la camomille s'utilise en infusion. La boisson n'ayant rien de très réjouissant, on peut se rabattre sur les comprimés. Pour les applications locales, on peut imbiber quelques compresses d'infusion ou verser quelques gouttes d'huile essentielle de camomille dans une huile neutre, comme l'huile d'amande douce.

BAIN DÉTENTE

Vous rentrez chez vous éreintée de votre journée… rien de tel qu'un bon bain pour vous relaxer. Mais pas n'importe lequel : ajoutez à votre eau bien chaude 100 g de chlorure de magnésium et 5 gouttes d'huile essentielle de camomille diluées dans une cuillère de lait. Adieu la fatigue et le stress : prélassez-vous !

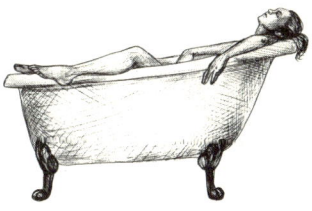

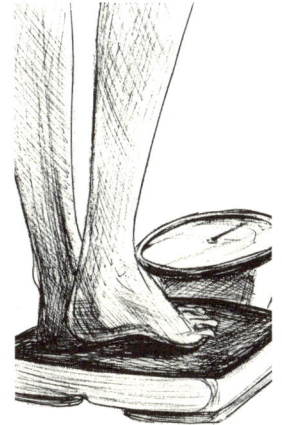

INFUSION DRAINANTE

Grand-mère ne manquait pas de recettes miracles pour perdre du poids. En hiver, elle optait pour une tisane amincissante. Dans une grande casserole d'eau bouillante, elle versait 20 grammes de fleurs de camomille avec 5 citrons coupés en rondelles. Elle laissait macérer une nuit avant de filtrer le tout et de boire cette infusion dès le matin au réveil.

CHEVEUX BLONDS BRILLANTS

Avoir un beau blond naturel demande un minimum de soins réguliers. Faites infuser dans une casserole d'eau bouillante 1 poignée de fleurs séchées de camomille, pendant quinze minutes. Laissez refroidir, puis ajoutez le jus d'un citron jaune et 5 gouttes d'huile essentielle de lavande diluées dans un peu d'huile. Mélangez soigneusement et conservez cette lotion dans un flacon hermétique. Une fois par mois, appliquez-en sur vos cheveux mouillés et laissez reposer vingt minutes, puis rincez. Vos cheveux blonds retrouveront tout leur éclat.

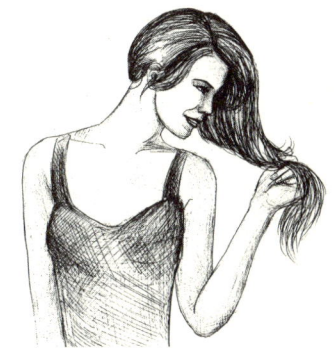

La camomille

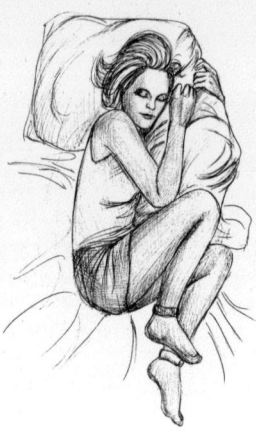

Sommeil agité

Vous peinez à vous endormir ? Chaque soir c'est la même rengaine : vous tournez des heures dans votre lit. Mamie évitait les insomnies en buvant une tisane calmante. Laissez infuser 10 minutes 4 cuillères à soupe de fleurs séchées de camomille avec de la fleur d'oranger. Buvez votre mixture 1 heure avant d'aller vous coucher.

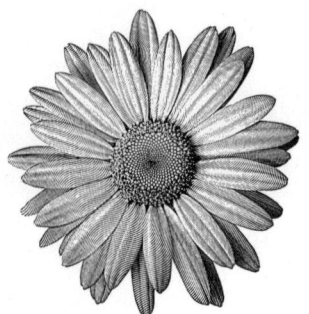

Des plaques d'eczéma suintantes

L'eczéma a la particularité de passer par plusieurs phases, les plaques démangent, puis suintent avant de s'assécher et de desquamer. Les démangeaisons sont toujours très vives quand les plaques suintent. Appliquez des compresses de tisane de camomille sur les plaques suintantes, vous serez soulagé.

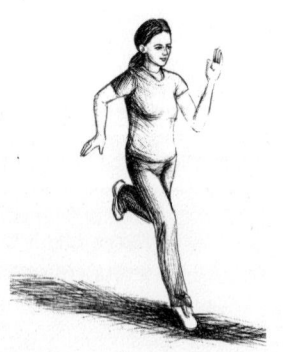

Sport sans courbatures

Faire un jogging ? Trois fois oui. Mais être incapable de marcher le lendemain pour cause de courbatures ? Trois fois non. Après la séance, préparez une décoction de camomille, filtrez puis prenez un bain chaud additionné de cette décoction pendant 20 minutes environ. Avant de rentrer dans votre bain, n'oubliez pas d'étirer vos muscles !

Contre les hémorroïdes

Voici un problème délicat que beaucoup préfèrent taire plutôt que de traiter. C'est dommage, car la gêne est bien réelle au quotidien. En attendant de passer la porte de la pharmacie, essayez ce remède de grand-mère : calmez la zone douloureuse avec des glaçons enfermés dans un linge fin ou appliquez de l'huile de camomille sur la zone douloureuse avant de rincer.

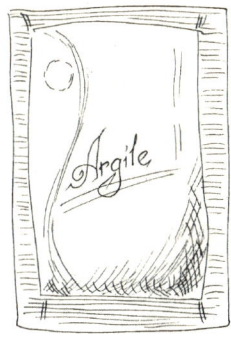

Une épice contre le psoriasis

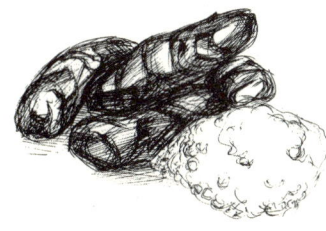

Vous le savez probablement si vous souffrez de psoriasis, votre meilleur allié contre cette maladie de peau reste le soleil. Et en complément, essayez un cataplasme au curcuma sur les zones à traiter ! N'hésitez pas non plus à prendre des bains de soufre et à consommer de la vitamine C et de la vitamine E. Vous pouvez aussi prendre des bains auxquels vous ajouterez 3 gouttes d'huile essentielle de cajeput, 5 gouttes d'huile essentielle de camomille et 2 gouttes d'huile essentielle de thym, le tout mélangé à une huile de base pour bain.

De la camomille contre les hémorroïdes

Voici une astuce facile et efficace pour soulager les douleurs suscitées par une crise hémorroïdaire. Commencez par porter à ébullition une bonne cinquantaine de fleurs de camomille dans 1 litre d'eau. Laissez infuser 15 minutes avant de verser cette décoction dans l'eau de votre bain. Ça va déjà mieux…

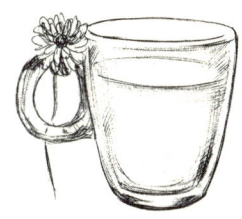

La camomille

Maux de tête dus au soleil

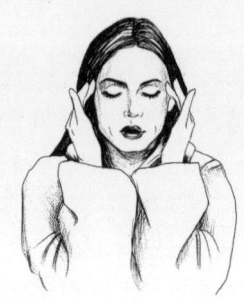

S'endormir au soleil, quelle bonne idée ! Vous aviez pensé à vous badigeonner de crème, mais pas au chapeau. Résultat : une bonne migraine ! Pour atténuer les maux de tête dus au soleil, buvez une infusion de camomille. Allongez-vous dans l'obscurité et fermez les yeux pour davantage d'efficacité.

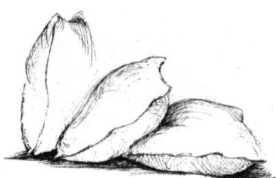

Contre l'insomnie

Le stress peut entraîner des troubles du sommeil passagers. Si vous souffrez d'insomnies, massez-vous la plante des pieds avec ce mélange : 5 cl d'huile d'amande douce, 2 gouttes d'huile essentielle de lavande, 1 de camomille et 1 d'ylang-ylang. Vous pouvez aussi en déposer quelques gouttes sur votre oreiller, cela vous relaxera.

Bain oculaire

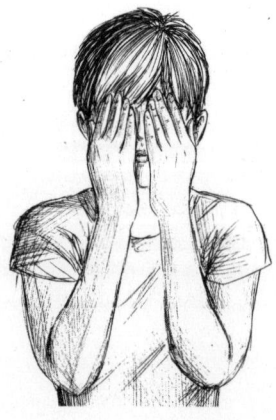

Il arrive que les yeux présentent des rougeurs, dues par exemple au chlore des piscines ou à l'eau salée de la mer. La camomille peut apaiser ces irritations. Préparez une infusion de camomille et, une fois tiède, utilisez-la en bain ou appliquez-la sur vos yeux à l'aide de compresses.

Préparer sa peau

Avant de vous maquiller, votre peau doit être bien propre et préparée. Appliquez cette décoction au préalable : dans 50 cl d'eau, versez une bonne poignée de feuilles de persil et une de fleurs de camomille. Faites bouillir pendant 15 minutes. Ne vous brûlez pas : laissez tiédir avant de vous nettoyer le visage avec.

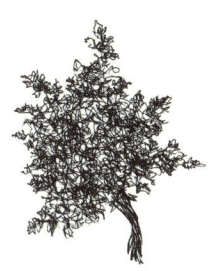

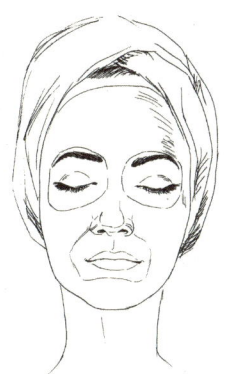

Masque purifiant

Mélangez ces ingrédients dans un bol : 1 œuf, 1 cuillère à soupe de miel, 1 cuillère à café de fleurs de camomille sèches, 1 cuillère à café de menthe finement coupée. Mélangez bien le tout. Appliquez ce masque sur votre visage en évitant le contour des yeux. Une fois sec, rincez à l'eau tiède : votre peau est belle à croquer.

Après-shampooing

Nos grands-mères savaient prendre soin de leur blonde chevelure. Elles se massaient les cheveux avec un après-shampooing maison : une infusion de camomille. Quelques fleurs de camomille dans de l'eau bouillante pendant 15 minutes. Filtrez, la potion est prête !

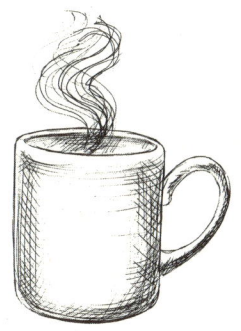

La camomille

Contre les courbatures

Vous avez encore oublié de vous étirer après votre footing ! Résultat : vous êtes tout courbaturé. Faites infuser 50 g de camomille romaine dans 1 litre d'eau bouillante pendant 15 minutes. Prenez un bon bain chaud pour apaiser les membres endoloris dans lequel vous verserez cette décoction.

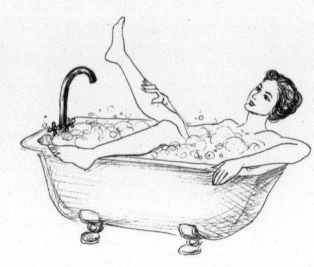

Cicatriser de petites plaies

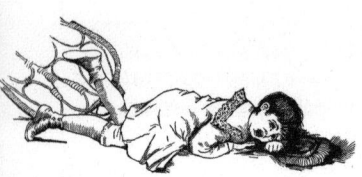

Votre bambin ne cesse de faire le casse-cou et de s'égratigner les genoux ! Heureusement, Mamie est là pour soigner les petits bobos. Elle mélange 2 cuillères à soupe d'huile d'avocat, 10 gouttes d'huile essentielle de camomille et 10 gouttes d'huile essentielle de géranium. Puis elle applique ce baume sur les plaies et les recouvre d'une compresse de gaze.

Extinction de voix

Le plus souvent bénigne, une extinction de voix n'en est pas moins gênante. Faites chauffer au bain-marie 50 g de fleurs de camomille avec 50 cl d'huile d'olive vierge, durant 2 heures. Laissez reposer et refroidir. Imbibez des compresses avec cette préparation et posez-les sur votre gorge, plusieurs fois par jour.

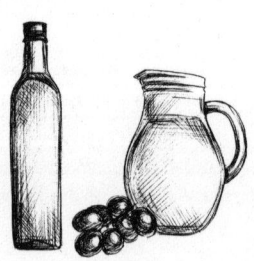

CALMER L'AÉROPHAGIE

Si vous êtes sujet aux gaz intestinaux, soulagez-vous avec cette tisane : faites infuser dans 1 litre d'eau bouillante une grosse pincée de fleurs de camomille romaine, une de feuilles de basilic, une de semences d'angélique, une de fenouil et une d'anis vert, durant 5 minutes. Buvez une tasse chaque matin.

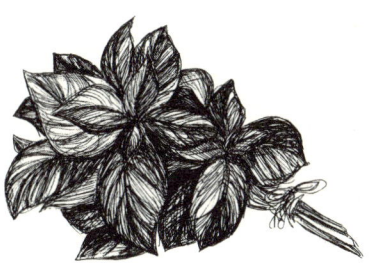

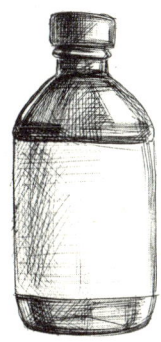

UNE HUILE RELAXANTE

Fatigué de cette longue journée ? Relaxez-vous avec cette huile à la camomille. Versez dans une casserole 50 cl d'huile de germe de blé et ajoutez-y quelques fleurs de camomille. Faites chauffer 3 heures au bain-marie. Filtrez et laissez refroidir. L'huile se conserve en flacon hermétique. Utilisez-la après le bain : sensation immédiate !

SOULAGER LA CONJONCTIVITE

Posez sur vos paupières deux compresses mouillées d'eau florale de camomille et d'eau florale de bleuet.

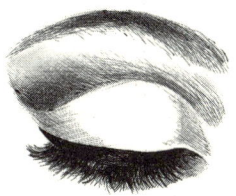

La camomille

Réduire la couperose

Comme elle apaise les peaux sensibles, la camomille est conseillée pour lutter contre les rougeurs et la couperose. Il suffit de baigner des compresses dans une infusion de camomille et de les appliquer pendant quelques minutes sur le visage.

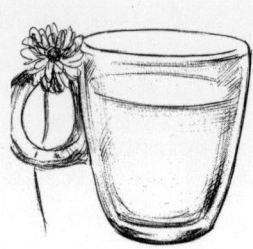

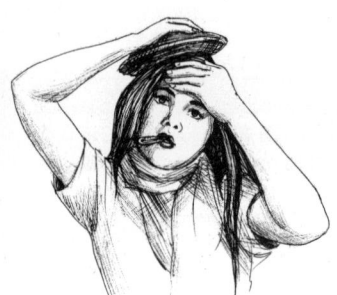

Le rhume des foins

Contre la rhinite allergique, buvez chaque jour une infusion de camomille et faites une inhalation en ajoutant à un bol d'eau bouillante quelques gouttes d'huile essentielle de camomille.

La poussée dentaire

Le pédiatre pourra vous recommander un gel d'application locale pour endormir les gencives douloureuses de bébé. Tout au long de la poussée dentaire, vous pourrez également utiliser la camomille sous sa forme homéopathique. Écrasez cinq granules dans une cuillère d'eau que vous ferez avaler à votre enfant à chaque fois qu'il paraît avoir mal.

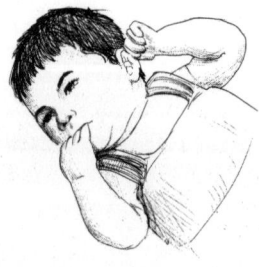

Réduire l'acné

La camomille fait partie des nombreux remèdes naturels couramment utilisés, en complément des traitements dermatologiques, contre l'acné. Buvez tous les jours une infusion de camomille. Gardez-en un fond dans lequel vous tremperez le bout d'un coton-tige pour appliquer le produit sur les boutons. Changez de coton-tige à chaque bouton.

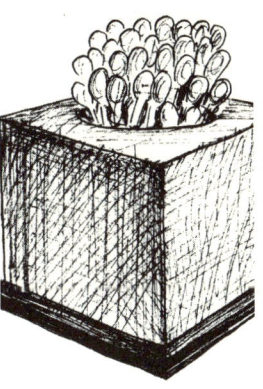

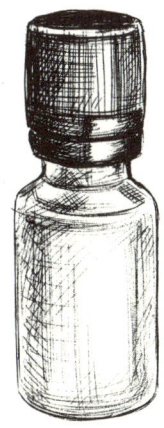

Contre les rhumatismes

La camomille romaine est très efficace contre les douleurs rhumatismales. Frictionnez la partie du corps douloureuse avec une huile (d'amande ou d'olive) à laquelle vous aurez ajouté quelques gouttes d'huile essentielle de camomille. Laissez macérer pendant plusieurs semaines les fleurs de camomille dans une huile végétale bio.

Une digestion difficile

Après un repas un peu trop copieux, buvez une infusion de camomille et étendez-vous. Vous vous sentirez rapidement plus léger.

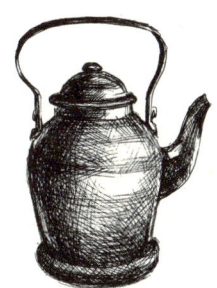

La camomille

Soulager les douleurs des règles

Voici un bon moyen de faire taire ces maux qui reviennent vous gâcher la vie mois après mois. Pendant les règles, buvez chaque jour une infusion de camomille. Complétez ce « traitement » par un massage circulaire du ventre, avec une huile d'amande douce, ou une huile d'olive, à laquelle vous aurez ajouté quelques gouttes d'huile essentielle de camomille.

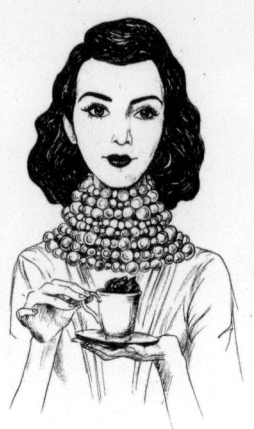

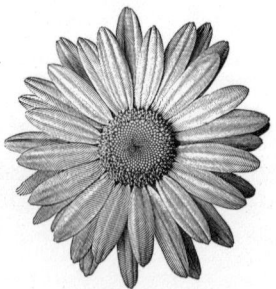

Un bain relaxant

Prendre un bain de camomille est un excellent moyen de se détendre après une journée éprouvante. Jetez tout simplement quelques fleurs de camomille dans l'eau du bain bien chaude. Vous trouverez aussi dans le commerce une quantité de produits enrichis en camomille : boules effervescentes, huiles de bain…

Calmer les irritations

Si votre peau est irritée, tire, vous démange, posez sur votre visage des compresses imbibées d'eau florale de camomille romaine. Les peaux sensibles peuvent utiliser chaque jour l'eau florale de camomille en tonique après le démaquillage.

Retrouver le sommeil

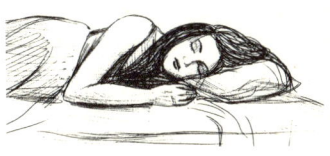

La camomille détend. Si vous avez, chaque soir, du mal à vous endormir, mangez légèrement et juste avant de vous coucher, buvez une infusion de camomille. Vous pouvez également utiliser la camomille en granules homéopathiques.

Antipoches

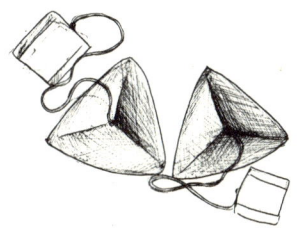

La camomille est connue pour sa capacité à diminuer les poches sous les yeux. Faites une infusion de camomille et conservez les sachets : ce sont les sachets usagés qui vont nous être utiles. Le matin, au réveil, placez-en un sur chaque œil et allongez-vous pendant 10 minutes. L'effet sera plus immédiat si vous conservez vos sachets dans le bac à légumes du réfrigérateur.

Éclaircir les cheveux

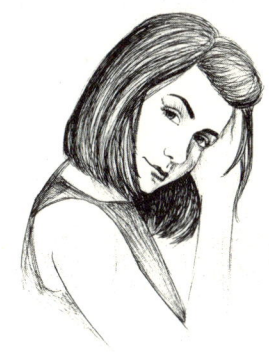

La camomille éclaircira légèrement les cheveux bruns et châtain clair à moyen au fil des applications. Faites infuser 2 poignées de fleurs de camomille séchées dans une casserole d'eau bouillante. Filtrez au bout de 1 heure et ajoutez un trait de jus de citron. Conservez cette lotion dans un flacon et utilisez-la à chaque shampooing en dernière eau de rinçage.

Le citron

Le citron

Originaire de Chine et d'Inde, le citron, malgré ses allures de fruit exotique, se cultive très bien en France. La ville de Menton, où les citrons s'épanouissent depuis cinq siècles, leur dédie même une fête.

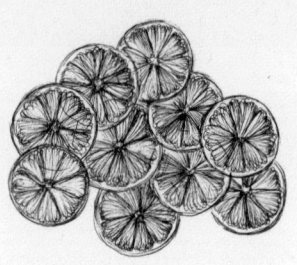

Le citron permet de donner du goût aux aliments, sans les charger en sel ou en gras. Riche en vitamine C, cet agrume est antioxydant et aurait également un effet bénéfique sur le cholestérol. On le dit acide, pourtant, son jus, consommé avec modération sous forme de citronnade par exemple, facilite la digestion. Il a de plus l'avantage d'être tonifiant et est particulièrement recommandé pour gérer les coups de fatigue ponctuels.

Le citron a aussi des vertus purifiantes ; il assainit aussi bien les peaux que les cheveux gras.

En cuisine, on utilise abondamment son jus et son zeste. Celui-ci parfume quantité de plats et de gâteaux. Pour éviter de consommer les pesticides que l'écorce retient, mieux vaut toujours choisir des citrons issus de l'agriculture biologique. On trouve également dans le commerce des citrons dits « non traités » mais cela s'entend uniquement après la récolte. En général, les recettes ne demandent que quelques grammes de zeste, mais n'hésitez pas à râper le citron en entier ; vous pourrez conserver les épluchures restantes dans un bac à glaçons au congélateur.

> ### Conservation
> Vous pouvez conserver vos citrons à température ambiante une dizaine de jours. En revanche un citron coupé doit être consommé rapidement, perdant très vite ses vitamines. Il en est de même pour un citron cuit.

Huile essentielle

C'est de l'écorce du citron que l'on extrait l'huile essentielle, recommandée, assez paradoxalement, pour aider à diminuer « l'effet peau d'orange », mais aussi dans le traitement de petites affections cutanées. Comme toujours, cette huile essentielle ne s'utilise jamais pure. On introduit seulement quelques gouttes dans une huile neutre. Il est particulièrement important de respecter ce dosage limité dans le cas de l'huile essentielle de citron, car elle est photosensibilisante : la peau traitée par cette huile, si elle est exposée au soleil, aura tendance à se tacher. Abstenez-vous de prendre un bain de soleil jusqu'à 12 heures après utilisation.

> ### Soin des ongles
> Le jus de citron est tout indiqué pour entretenir vos ongles. Il les renforce et les blanchit. Il peut également remplacer le dissolvant si vous en manquez. En revanche, il faudra frotter un peu plus fort !

CRISES DE TOUX

Vous avez mal à la gorge et ne cessez de tousser ? N'attendez pas que cela empire ! Préparez ce remède : mélangez 20 grammes de citron et de miel à 1 litre d'eau. Buvez 3 verres de cette préparation pendant 2 jours, puis réduisez les prises à 1 verre les jours suivants. Cela devrait vite vous soulager.

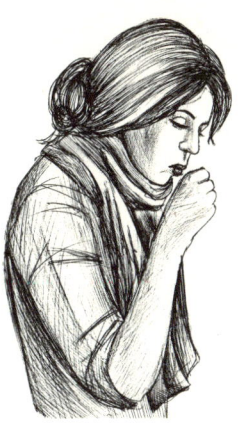

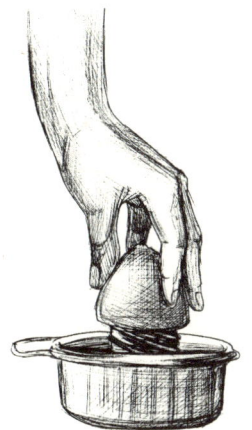

PURIFIER LA PEAU

Mamie connaît plus d'une recette miracle pour prendre soin de sa peau. Sa préférée reste la lotion purifiante citronnée. Voici sa recette : faites infuser 2 fleurs de souci fraîches avec 1 cuillère à soupe de thym dans de l'eau bouillante, durant 20 minutes. Filtrez et ajoutez le jus de 1 citron. Appliquez cette préparation matin et soir, durant une semaine, sur le visage, le cou et le décolleté.

STOPPER UNE FRINGALE

Vous sentez venir une grosse envie de sucré ? Stoppez-la rapidement en avalant une friandise minceur. Versez 1 goutte d'huile essentielle de citron et 1 goutte d'huile essentielle de genévrier sur un petit sucre puis savourez. Cette petite douceur vous permettra de rassasier votre estomac sans être frustrée.

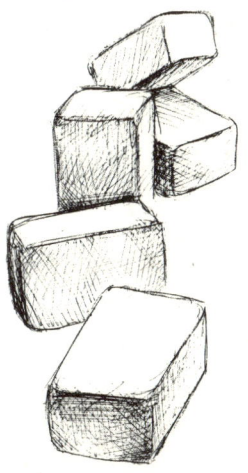

LE CITRON

GOMMAGE CORPOREL

Retrouvez une peau douce et soyeuse avec le gommage maison de Grand-mère. Mélangez énergiquement le jus de 1 citron avec 2 cuillères à soupe de sucre roux et 1 cuillère à café d'huile de macadamia. Mouillez votre corps et massez-vous avec cette mixture en faisant des gestes circulaires. Renouvelez l'opération 2 fois par semaine.

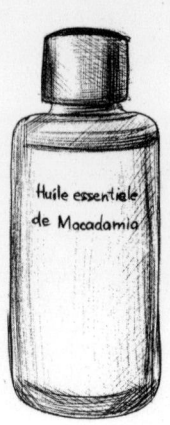

PRÉVENIR LES VERGETURES

Ces stries nacrées se forment après un changement de poids trop brutal. Une fois qu'elles sont là, rien ne les fera disparaître ! Si vous êtes en période de régime, il vaut mieux prévenir leur apparition. Dans un flacon, diluez 10 gouttes d'huile essentielle de citron, 10 de lavande, 15 d'huile d'avocat et 15 d'huile d'argan. Tous les jours, massez-vous énergiquement avec cette préparation sur le ventre, les cuisses et les seins. Attention, cette lotion ne convient pas aux femmes enceintes ni aux femmes qui allaitent.

BAIN DÉTOXIFIANT

Grand-mère aimait se relaxer et nettoyer sa peau en profondeur en même temps ! Dans son eau de lavage, elle rajoutait 8 gouttes d'huile essentielle de citron, 6 d'Atlas, autant de genièvre et de cyprès diluées dans 1 cuillère à soupe d'huile d'olive. Après 10 minutes d'immersion, elle se frictionnait avec un gant de crin afin d'activer la circulation sanguine et de potentialiser l'action des essences. En prime, elle éliminait les peaux mortes. D'une pierre, deux coups !

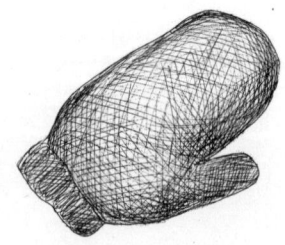

Massage drainant

Lorsque Grand-mère n'avait pas le temps de prendre un bain détoxifiant, elle optait pour un massage drainant. Dans une fiole, elle diluait 10 cl d'huile d'amande douce avec 5 gouttes d'huile essentielle de citron, autant de pamplemousse, de romarin et 3 de menthe poivrée. Elle se massait énergiquement avec cette lotion en insistant sur les jambes, le ventre et les fesses.

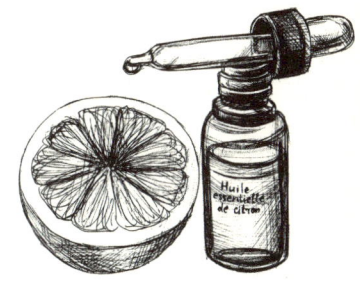

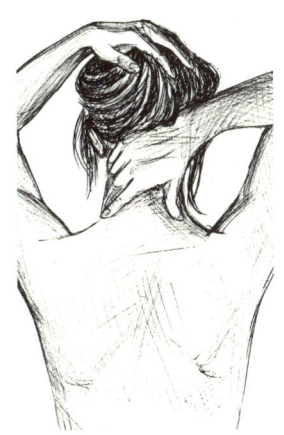

Massage zenifiant

Nos aïeux étaient rarement angoissés. Leur secret ? Un massage relaxant à base d'huiles essentielles. Chaque soir, ils se massaient les pieds et la nuque avec une préparation 100 % naturelle composée de 10 cl d'huile d'amande douce, 5 gouttes d'huile essentielle de citron, 5 de lavande, 5 d'orange douce et 5 autres d'ylang-ylang. Faites le test : vous serez détendu pour aller dormir.

Bain apaisant

Quoi de mieux qu'un bon bain relaxant après une journée stressante ? Faites couler l'eau, Mamie vous livre son secret pour être parfaitement détendue : les huiles essentielles. Elle rajoutait 1 goutte d'huile essentielle de citron, 1 autre de mandarine, autant de lavande diluées dans 1 verre de lait à son eau de lavage. Ce mélange agit aussi bien par voie cutanée qu'aérienne. De quoi vous relaxer et enchanter tous vos sens !

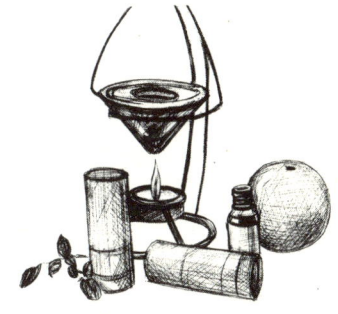

Le citron

Citronnade diurétique

Mamie permettait à son organisme de chasser les impuretés en buvant simplement une citronnade drainante. Tous les matins, à jeun, elle buvait le jus de 1 citron dans un verre d'eau au moins 30 minutes avant de prendre son petit déjeuner. Faites de même ! Avalez-en dès votre réveil et allez prendre votre douche. Vous ne perdrez pas de temps et pourrez manger tranquillement après.

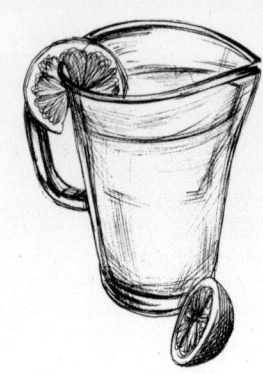

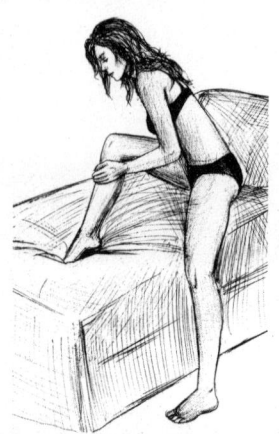

Huile anticellulite

L'huile essentielle de citron est prodigieuse pour atténuer la peau d'orange. À condition de savoir avec quoi l'associer. Heureusement Mamie est là et vous confie sa recette : diluez 10 gouttes d'huile essentielle de citron avec 10 de pamplemousse, 10 de cyprès et 10 cl d'huile végétale de macadamia. Conservez le tout dans une fiole foncée hermétique. Après chaque douche, massez-vous avec ce mélange, en insistant sur les zones les plus touchées : le ventre, les cuisses et les hanches.

Un antitranspirant naturel

Le citron ne chassera pas les odeurs de sudation, cependant il vous permettra de les réguler. Après chaque douche, passez un coton imbibé de jus de citron sur vos aisselles et sur vos pieds. Vous éviterez ainsi la prolifération bactérienne responsable des mauvaises odeurs corporelles. Si vous transpirez facilement, complétez le traitement en saupoudrant un peu de talc sur les zones qui ont tendance à transpirer.

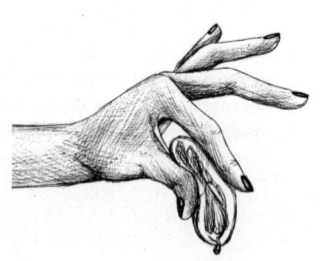

Sauna purifiant

Lorsque Grand-mère souhaitait nettoyer sa peau en profondeur, elle préparait un bain vapeur citronné. Piquez-lui son astuce ! Portez à ébullition ½ litre d'eau. Retirez du feu et ajoutez 1 goutte d'huile essentielle de citron, 1 de cyprès et 1 de géranium diluées dans une cuillère à soupe d'huile végétale. Transvasez dans un saladier. Penchez votre tête, couverte avec une serviette, au-dessus de votre préparation. Les vapeurs que celle-ci dégage assainiront naturellement votre peau. Gardez cette position pendant dix minutes, puis séchez votre visage. Lisez bien les instructions avant d'utiliser les huiles essentielles.

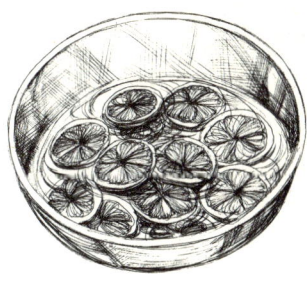

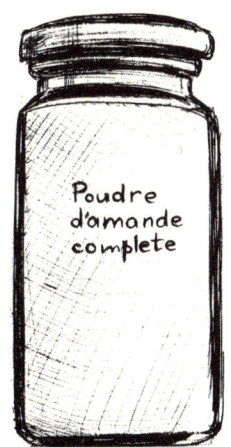

Resserrer les pores

Suivez la recette ancestrale de Grand-mère, rapide et efficace. Mélangez le jus de 1 citron avec 1 cuillère à soupe de poudre d'amandes et 1 cuillère à soupe d'huile de jojoba. Massez votre peau avec cette mixture, en formant des petits cercles. Terminez en rinçant abondamment.

Tonique maison

Grand-mère obtenait une peau nette sans imperfection en la nettoyant régulièrement avec son tonique maison. Voici sa recette : dans une fiole, diluez 20 cl d'eau, 5 gouttes d'huile essentielle de lavande, 1 cuillère à soupe d'huile d'argan et le jus de 1 citron. Tous les matins, appliquez ce tonique sur votre visage en évitant soigneusement le contour des yeux et en secouant bien votre flacon au préalable. Conservez le tout au réfrigérateur.

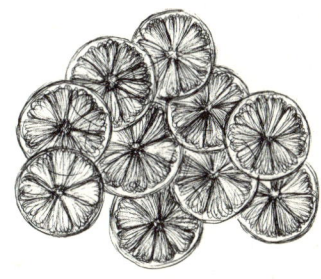

Le citron

Marques de couperose

Si vous êtes sujet à la couperose, votre peau est marquée par des petites striures difficiles à masquer. Heureusement, Grand-mère est là et elle a la solution : l'huile essentielle de citron. Mélangez-en 6 gouttes avec 6 gouttes d'huile essentielle de géranium, 6 gouttes d'huile essentielle de cyprès et 10 cl d'huile végétale de calophylle. Massez-vous avec cette lotion 2 fois par jour.

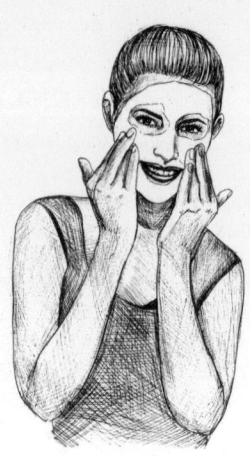

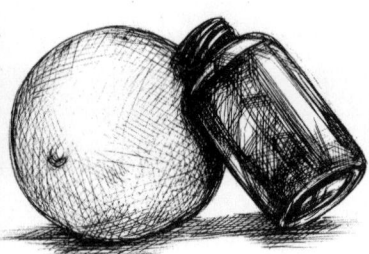

Masque régénérant

Votre peau est terne ? Rendez-lui sa vitalité avec le simple masque hydratant 100 % bio de Mamie. Mélangez énergiquement 1 goutte d'huile essentielle de citron avec la même quantité d'huile essentielle de palmarosa, 1 cuillère à soupe de miel et 1 yaourt nature. Appliquez le mélange obtenu sur le visage, en évitant les yeux, durant quinze minutes, puis rincez.

Huile anti-âge

Il est inutile de vous ruiner en crèmes antirides onéreuses pour éviter les effets du vieillissement cutané. Le soin ancestral de Grand-mère est tout aussi efficace ! Dans un flacon hermétique, mélangez de l'huile essentielle de citron, de lavande, de géranium et de palmarosa : 3 gouttes de chaque. Ajoutez-y 10 cl d'huile végétale de bourrache, puis étalez en petite quantité sur votre peau, nettoyée au préalable en prenant soin d'éviter le contour des yeux. Faites bien pénétrer et retirez l'excédent avec un mouchoir.

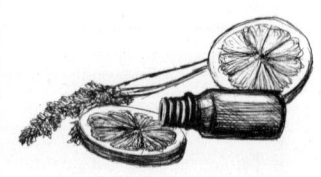

SOS mains gercées

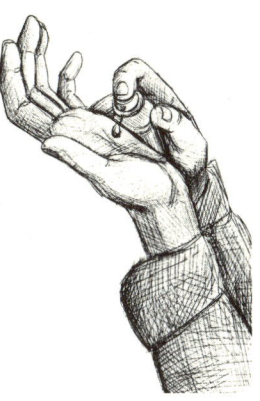

Chaque hiver, c'est la même rengaine : le froid assèche vos mains, qui finissent par gercer. Apaisez-les rapidement : pressez 1 citron, et récupérez son jus. Ajoutez-y 1 cuillère à café d'huile d'olive et 1 cuillère à soupe de miel liquide. Appliquez cette mixture sur vos mains et laissez agir vingt minutes avant de rincer.

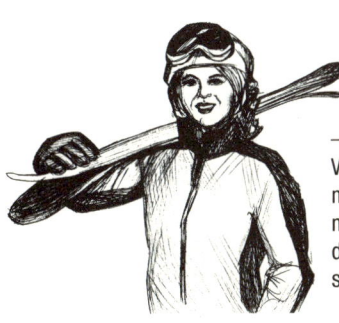

Hydrater les mains rapidement

Vous partez au ski et vous avez oublié d'acheter votre crème pour les mains ? Pas de panique : si vous avez de l'huile essentielle de citron, mélangez-en 5 gouttes avec 1 cuillère à soupe d'huile d'amande douce dans une fiole. Dès que vous le pouvez, massez vos mains avec. Elles seront ainsi protégées du froid et, en prime, sentiront bon le citron !

Chasser les mauvaises odeurs des mains

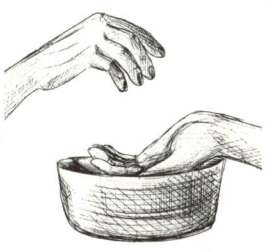

À la maison, c'est vous qui cuisinez et qui régalez toute la famille. À force de manipuler les aliments, vos mains empestent souvent le poisson ou l'oignon. Remédiez à ce petit désagrément en les frottant simplement avec le jus d'un citron puis rincez à l'eau froide. Sentez : vos mains sont citronnées !

LE CITRON

HALTE AUX CHEVEUX MOUS

Vos cheveux sont raplapla et sans volume ? Suivez la recette de Mamie : elle est simple et rapide. Dans un bol, mélangez 1 jaune d'œuf, 2 cuillères à soupe de jus de citron, 1 cuillère à soupe d'huile d'avocat et 1 cuillère à soupe de rhum blanc. Étalez sur votre chevelure humide et laissez agir dix minutes. Terminez en vous lavant la tête avec un shampooing doux.

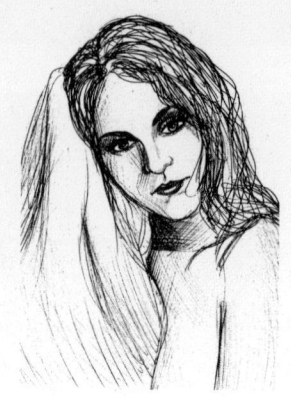

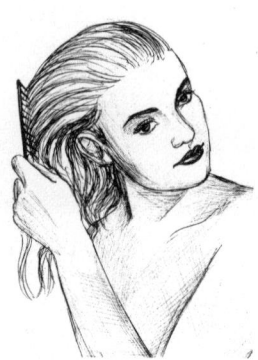

RÉGULER LES CHEVEUX GRAS

Dans un flacon, diluez 2 cuillères à soupe de jus de citron avec 25 cl d'eau de source. Ajoutez-y 1 goutte d'huile essentielle de sauge sclarée, la même quantité d'huile essentielle de cyprès, de lavande et de cèdre mélangés à une cuillère de lait. Appliquez cette lotion sur vos cheveux secs et laissez agir toute une nuit. Le lendemain, lavez vos cheveux avec votre shampooing habituel. Lisez bien les instructions avant d'utiliser les huiles essentielles.

CHASSER LES PELLICULES

L'excès de pellicules résulte souvent de l'irritation du cuir chevelu. Apaisez-le en le régulant naturellement. Mélangez 1 yaourt au lait entier avec 2 gouttes d'huile essentielle de citron et 2 de romarin. Humidifiez vos cheveux et massez-vous la tête avec cette lotion. Dix minutes plus tard, rincez et lavez avec un shampooing doux. Renouvelez l'opération 1 fois par semaine durant un mois.

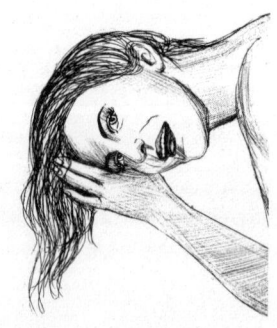

Shampooing antipelliculaire

Vous n'avez pas le temps de fabriquer des soins maison pour chasser vos pellicules ? Pas de panique, pensez à l'astuce de nos grands-mères. Ajoutez 5 gouttes d'huile essentielle de citron à votre flacon de shampooing habituel. Il deviendra ainsi un prodigieux produit antipelliculaire. En prime, il sera citronné à souhait ! Lisez bien les instructions avant d'utiliser les huiles essentielles.

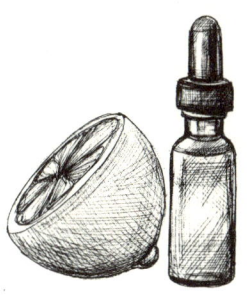

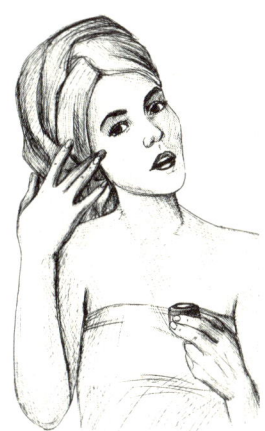

Crème nourrissante de nuit

Confectionnez vous-même votre crème hydratante. Pour cela, mixez 1 abricot avec le jus d'1 citron. Faites chauffer au bain-marie à feu doux 3 cuillères à soupe de beurre de karité. Mélangez le tout jusqu'à l'obtention d'une crème opaque. Transvasez dans un pot hermétique et mettez au réfrigérateur. Tous les soirs, avant de vous coucher, appliquez-en une petite noisette sur votre visage.

Lotion astringente citronnée

Chassez les impuretés de la peau avec une lotion astringente 100 % naturelle. Faites tiédir dans une casserole 10 cl d'eau de fleur d'oranger. Retirez du feu et ajoutez le zeste d'un citron entier. Couvrez et laissez infuser 24 heures. Filtrez et conservez dans une fiole hermétique que vous laisserez au réfrigérateur. Matin et soir, nettoyez votre visage avec un coton imbibé de cette préparation.

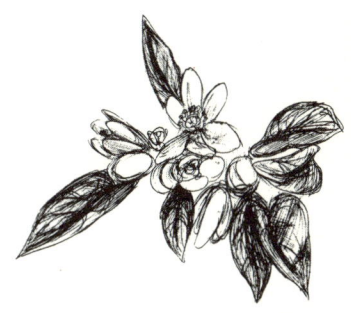

LE CITRON

APAISER LA PEAU

Les crèmes industrielles irritent parfois la peau. Soulagez-la rapidement avec un lait maison. Portez à ébullition 25 cl d'eau avec une poignée d'amandes émondées. Retirez du feu et ajoutez 3 feuilles de laitue. Passez le tout au mixeur jusqu'à l'obtention d'un liquide laiteux. Terminez en ajoutant le jus d'un citron. Utilisez cette crème matin et soir pour nettoyer votre visage.

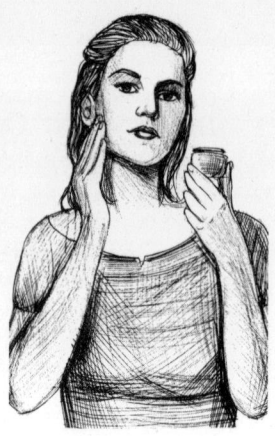

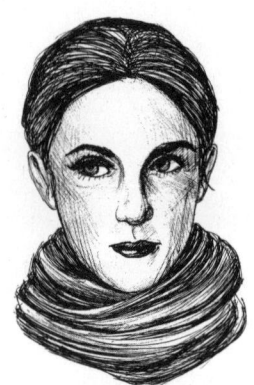

TACHES DE ROUSSEUR

Si vous trouvez vos taches de rousseur trop prononcées, il est possible de les faire disparaître naturellement et de manière progressive grâce à ce remède de grand-mère. Passez sur votre visage du jus de citron salé, 2 fois par jour, pendant un mois. Vous verrez, c'est magique !

EFFET BONNE MINE

Rien de mieux que le citron pour détoxifier l'organisme et le purifier. Durant trois semaines, buvez à jeun, chaque matin, le jus d'un citron additionné d'eau chaude. Vous allez ainsi « nettoyer » votre foie, ce dernier influant sur votre teint. En une semaine à peine celui-ci deviendra plus lumineux et plus clair. En prime, vous éviterez l'apparition de nouveaux boutons !

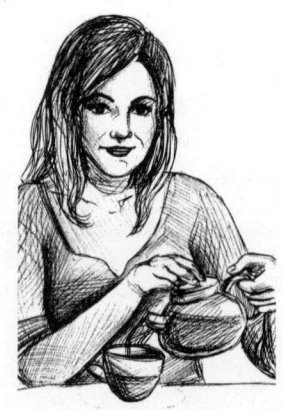

Rouge à lèvres naturel

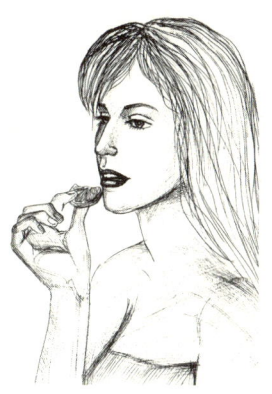

Vous avez oublié votre rouge à lèvres fétiche ? Pas de panique : frottez énergiquement durant cinq minutes votre bouche avec une rondelle de citron. Celle-ci activera la circulation sanguine et vous fera une bouche bien rouge. Ni vu ni connu, vous aurez des lèvres à croquer !

Gommage corporel

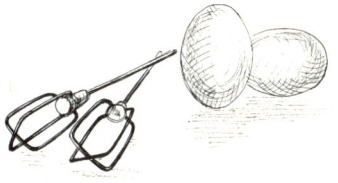

Une fois par mois, il est conseillé de faire un gommage corporel afin d'éliminer les peaux mortes. Voici une recette facile à réaliser : battez 1 œuf jusqu'à ce qu'il mousse. Ajoutez le jus d'un citron, 2 cuillères à soupe de crème fraîche et 4 de farine de pois chiches. Remuez à l'aide d'un fouet pour qu'il ne reste aucun grumeau. Mouillez-vous le corps et appliquez cette mixture en vous en frottant énergiquement. Rincez-vous et terminez en hydratant à l'aide d'une huile.

Halte aux cheveux ternes

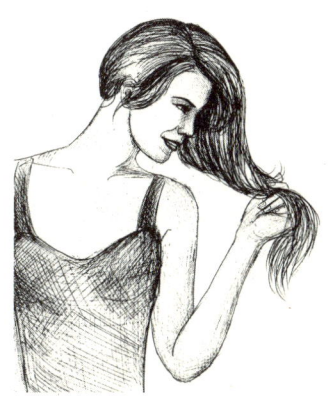

Mamie avait toujours une belle chevelure quelle que soit la saison ! Son secret ? Sa lotion revitalisante maison. Piquez-lui sa recette : faites bouillir 30 g de sauge séchée dans 1 litre d'eau durant cinq minutes. Retirez du feu et laissez infuser dix minutes. Filtrez et ajoutez le jus d'un citron. Lavez-vous les cheveux et utilisez cette mixture comme dernière eau de rinçage. Renouvelez l'opération pendant un mois.

Le citron

Un tonique maison

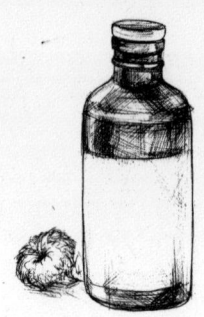

Matin et soir, il faut toujours appliquer un tonique sur son visage afin de purifier l'épiderme. Vous n'en avez pas sous la main ? Portez à ébullition 10 cl d'eau de rose. Retirez du feu et ajoutez les zestes de 1 citron coupés fins ainsi que son jus. Couvrez et laissez reposer. Le lendemain, filtrez et transvasez dans une fiole hermétique. Imbibez-en 1 coton et passez-le sur votre visage en évitant le contour des yeux.

Lotion astringente

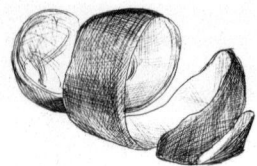

Le citron sera votre allié pour assainir votre peau en profondeur. Pressez-en 2 dans 20 cl de fleur d'oranger. Faites bouillir durant deux minutes puis retirez du feu. Ajoutez le jus de 2 autres citrons, cette fois les zestes coupés en lamelles. Laissez reposer pendant une journée, puis filtrez. Conservez dans une bouteille hermétique que vous laisserez au réfrigérateur. Matin et soir, nettoyez-vous le visage avec cette lotion. Veillez à contourner les yeux.

Huile nourrissante

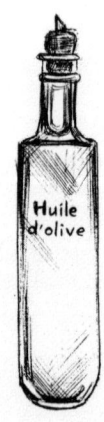

Dans un flacon opaque, diluez 10 cl d'huile d'olive avec 2 gouttes d'huile essentielle de citron. Râpez le zeste de 1/2 citron et incorporez-le au mélange. Fermez et laissez reposer 48 heures. Filtrez et transvasez de nouveau dans la fiole. Après vous être soigneusement démaquillée, appliquez cette huile sur votre visage en évitant le contour des yeux. Votre peau sera ainsi parfaitement hydratée.

SOIN POUR PEAUX SÈCHES

Lorsque l'épiderme est fragilisé, la peau tire et s'assèche. Pour y remédier il vous suffit d'appliquer un soin doux nourrissant et hydratant. Mamie en connaît un qui n'agressera pas votre peau : mélangez 2 gouttes d'huile essentielle de citron, 2 cuillères à soupe d'huile d'amande douce et 2 cuillères à soupe de miel jusqu'à l'obtention d'un mélange bien lisse. Appliquez ce masque sur votre visage en veillant à éviter le contour des yeux. Une heure plus tard, retirez l'excédent avec un coton imbibé d'eau de rose. Recommencez l'opération tous les soirs, pendant un mois.

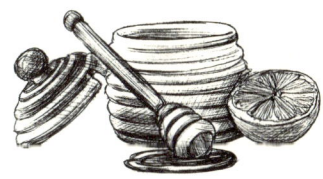

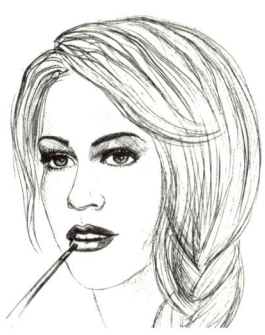

BAUME MAISON

Vous avez tendance à avoir les lèvres sèches ? Apaisez-les en vous fabriquant une crème réparatrice naturelle. Dans un pot muni d'un couvercle, mélangez 1 goutte d'huile essentielle de citron, 1 d'orange, 1 cuillère à café de crème fraîche épaisse entière et 1 cuillère à soupe de miel liquide. Une crème onctueuse se forme : hydratez-en votre bouche. Conservez votre préparation six jours au maximum dans votre réfrigérateur.

CURE ANCESTRALE ANTI-ÂGE

Ne cherchez plus en vain comment faisait Mamie pour rester jeune ! Faites plutôt sa cure anti-âge et vous aurez la réponse. Pendant deux semaines, le matin, à jeun, buvez le jus de 2 carottes additionné d'un jus de citron. Mangez ensuite des fruits secs à coques au petit déjeuner : amandes, noix ou noisettes. Faites vos autres repas en essayant de limiter les sucres rapides et les lipides. Cette cure vous apportera beaucoup de vitalité et détoxifiera votre organisme.

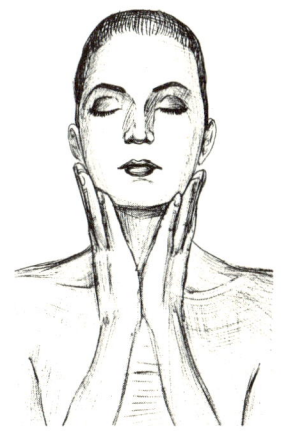

Le citron

Retrouver un teint frais

Rien de mieux qu'une cure de jus de citron pour purifier son organisme et retrouver un teint frais. Le principe est de boire au réveil le jus d'un ou de plusieurs agrumes, selon un ordre précis. Le premier jour commencez par boire le jus de 1 citron avec de l'eau chaude. Augmentez le nombre petit à petit : 2 puis 3, pour arriver à 4 citrons au quatrième jour. Le cinquième jour, ramenez la dose à 3, pour finir à 2, le sixième jour.

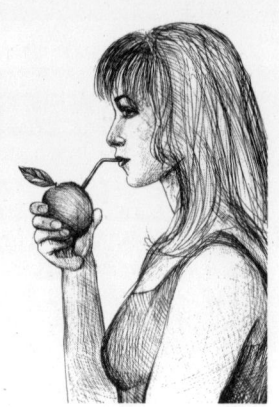

Chasser les kilos en trop

Lorsque Grand-mère souhaitait perdre les kilos accumulés avec les fêtes, elle faisait une cure à base de citron. Pendant dix jours, elle buvait une mixture à base de cet agrume. Voici sa recette : portez à ébullition le jus de 5 citrons. Retirez du feu et laissez refroidir. Filtrez et ajoutez 2 cuillères à soupe de sirop d'agave. Mettez au frais et buvez cette préparation tout au long de la journée.

Coupe-faim naturel

En période de régime, il est parfois difficile de ne pas succomber aux tentations. Résistez-y grâce au coupe-faim naturel de Mamie. Mélangez le jus de 1 citron vert avec 1 cuillère à café de miel et le jus de 1 concombre. Dès qu'une envie de gourmandise surgit, buvez cette préparation. Vous pourrez ainsi résister sans frustration.

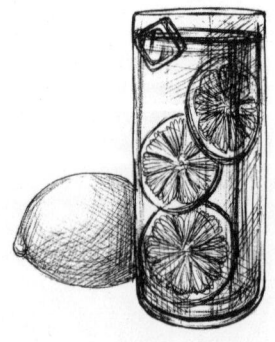

Jambes de déesse

Pour des jambes affinées, massez-les avec une huile amincissante naturelle. Dans une petite fiole hermétique, mélangez 15 cl d'huile de jojoba, 5 gouttes d'huile essentielle de citron et 5 de cyprès. Tous les soirs, appliquez énergiquement cette préparation sur vos gambettes jusqu'à sa pénétration totale.

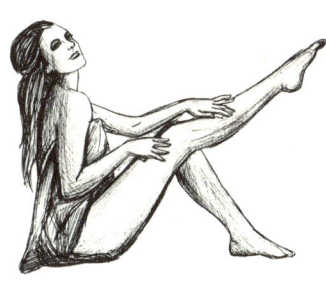

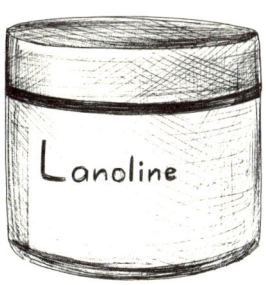

Halte à la cellulite

L'apparition de cellulite résulte de l'hypertrophie des tissus adipeux. Une fois qu'elle est apparue, il est difficile de s'en débarrasser. Les remèdes de Mamie peuvent vous aider à la limiter. Faites chauffer 40 g de vaseline, 20 g de lanoline et 2 cuillerées à soupe d'huile d'olive. Ajoutez 2 gouttes d'huile essentielle d'origan, 1 de lavande et 1 de citron. Mélangez. Appliquez la préparation obtenue sur une peau sèche et propre. Lisez bien les instructions avant d'utiliser les huiles essentielles.

Huile contre la peau d'orange

Pour chasser la cellulite, vous devrez vous armer de patience et surtout être très assidue. Commencez par préparer une huile drainante à base d'huile essentielle de citron. Dans un flacon, mélangez-en 2 gouttes avec 7 cuillères à soupe de vinaigre de cidre, 20 cl d'huile d'amande douce et 1 goutte d'huile essentielle de cèdre. Secouez énergiquement pour obtenir une émulsion uniforme. Massez-en les zones de peau d'orange, 2 ou 3 fois par jour.

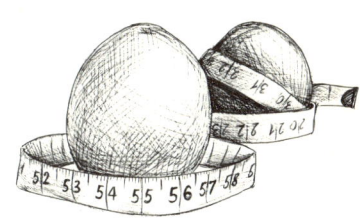

Le citron

Bain drainant

Quoi de mieux qu'un bain 2 en 1, qui détend tout en affinant la silhouette ? Hachez 100 g de feuilles de lierre dans 1 litre de vinaigre de cidre bouillant. Ajoutez le jus de 1 citron et laissez macérer six heures, avant de verser le tout dans votre eau de lavage. Vingt minutes plus tard, vous serez parfaitement raffermie et détendue. D'une pierre, deux coups !

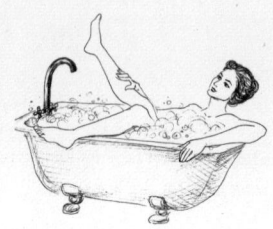

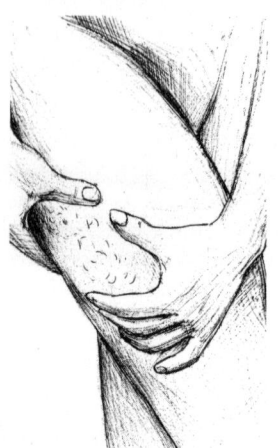

Cataplasme anticellulite

Grand-mère faisait disparaître la peau d'orange à l'aide d'un cataplasme à base de citron. Pressez-en 3 et portez leur jus à ébullition dans 1 litre d'eau, pendant quinze minutes, avec 50 g de feuilles de citronnier. Filtrez et laissez tiédir. Imbibez des compresses avec cette mixture et placez-les sur les zones de cellulite. Laissez agir pendant dix minutes. Renouvelez l'opération deux à trois fois par semaine. En quelques mois votre peau sera plus ferme !

Crème nourrissante corporelle

Bien hydrater son corps est essentiel si vous souhaitez avoir une peau douce et soyeuse. Grand-mère appliquait chaque soir une crème spécifique citronnée. Faites de même : mélangez 1 yaourt, 1 cuillère de miel liquide et 3 cuillères à soupe de flocons d'avoine avec le jus d'un citron. Avant de vous coucher, étalez cette crème sur votre corps en formant des mouvements lents et réguliers.

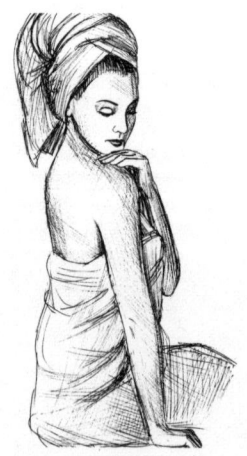

SOS mains abîmées

Vous avez les mains rugueuses et sèches ? Remédiez à ce désagrément grâce à la crème réparatrice de Mamie. Mélangez la chair de 1 avocat avec 2 abricots jusqu'à l'obtention d'une pâte bien lisse. Ajoutez 2 cuillères à soupe de miel et 2 gouttes d'huile essentielle de citron. Avant de vous coucher, enduisez-vous les mains avec cette mixture et mettez des gants. Le lendemain, rincez à l'eau tiède. Renouvelez l'opération trois nuits d'affilée.

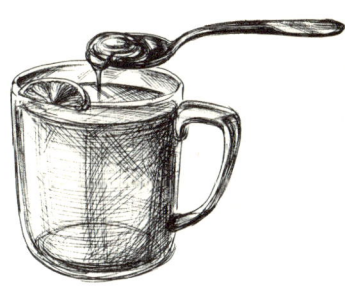

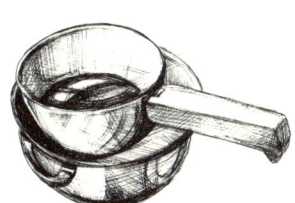

Nourrir sa peau

Faites ramollir, à petit feu et au bain-marie, 2 cuillères à soupe de beurre de karité jusqu'à ce qu'il soit crémeux. Retirez du feu et ajoutez 2 cuillères à soupe de crème d'amande, le jus d'un citron et 4 gouttes d'huile essentielle de citron. Mélangez énergiquement : une pâte bien lisse doit se former. Appliquez cette préparation tous les soirs sur votre visage, sur votre cou et sur votre décolleté.

Le régime miracle au citron

Lorsque Grand-mère souhaitait perdre rapidement quelques kilos superflus, elle faisait un jeûne à base de citron. Dans 1,5 litre d'eau, elle versait le jus de 10 citrons, 10 cuillères à café de sirop d'érable et 1 pincée de piment de Cayenne. Durant 7 jours, elle buvait cette mixture et des bouillons riches en légumes qu'elle associait au besoin à des flocons d'avoine ou à quelques amandes. Cette cure est efficace : elle aide à retrouver sa ligne sans être trop fatiguée. Si vous souhaitez faire cette diète, demandez toutefois l'avis de votre médecin.

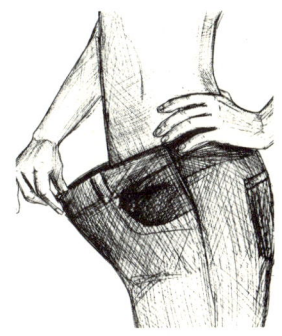

Le citron

Brûler les graisses

Mamie savait comment rendre un plat moins calorique ! Comment ? En assaisonnant simplement ce plat d'huile essentielle de citron. Mélangez-en 10 ml avec 3 ml d'huile essentielle de genévrier et avec 3 ml de sauge. Ajoutez 2 cuillerées de cette préparation à de l'huile de l'olive. Votre vinaigrette est prête !

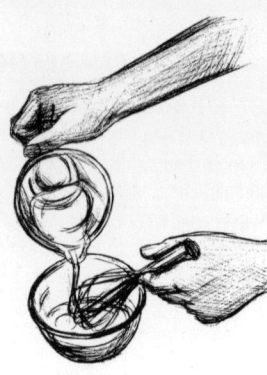

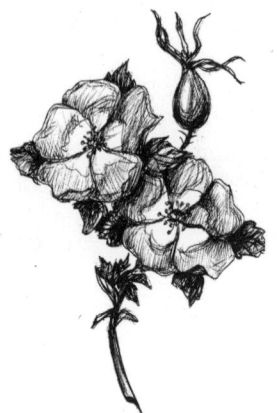

Soin anti-vergetures

Une fois que les vergetures sont apparues, il est très difficile de les faire disparaître. Cependant, vous pouvez toujours les atténuer avec une huile spécifique. Mélangez 2 gouttes d'huile essentielle de citron et 1 d'huile essentielle de rose musquée dans un flacon d'huile neutre. Agitez et massez les zones concernées 2 fois par jour avec cette préparation.

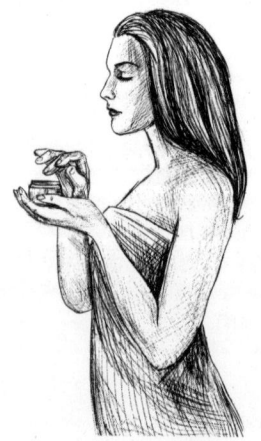

Gommage maison

Pratiquer un gommage au moins 1 fois par semaine est bon pour la peau. Dans un bol, mélangez 1 tasse de sucre en poudre avec 1 tasse de jus de citron. Étalez cette lotion sur le visage en formant des mouvements circulaires. Terminez en rinçant à l'eau claire. Observez : toutes les imperfections ont disparu.

Soin antirides

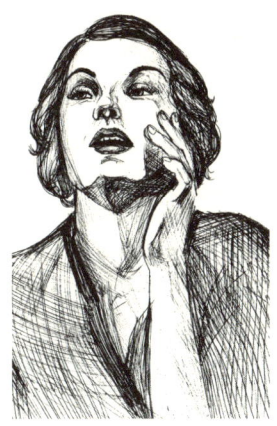

La forte concentration en vitamine C du citron en fait un allié efficace contre le relâchement cutané. Faites chauffer la même quantité de crème fraîche et de lait dans une casserole. Ajoutez 2 rondelles de citron. Couvrez et laissez refroidir durant trois heures. Appliquez cette mixture sur votre visage en évitant soigneusement le contour des yeux et laissez agir trente minutes. Retirez l'excédent à l'aide d'un gant mouillé. Recommencez matin et soir.

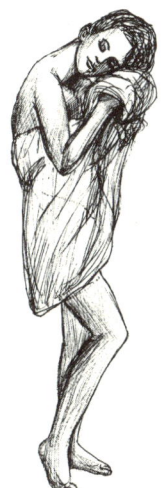

Huile aroma-massage complète

Réaliser un soin anticellulite digne d'un grand institut à la maison c'est possible, en suivant la recette de Grand-mère : dans un grand flacon, diluez 94 ml d'huile d'argan, 1 ml d'huile essentielle d'hélichryse, 1 ml d'huile essentielle de genévrier et 2 ml d'huile essentielle de citron. Avant chaque douche, appliquez cette lotion sur l'ensemble de votre corps. La chaleur de l'eau en activera les principes actifs, qui agiront en profondeur sur la cellulite.

Pour des mains douces

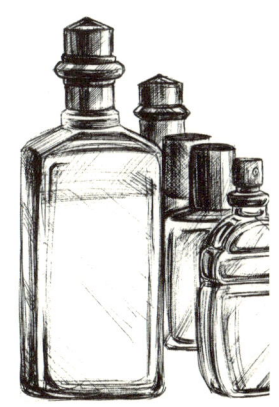

Retrouvez des mains douces et soyeuses grâce à la crème réparatrice de Mamie. Mélangez la même quantité de jus de citron, de glycérine et d'eau de Cologne dans un petit récipient. Une lotion homogène doit se former. Appliquez cette préparation dès que vos mains sont sèches.

Le citron

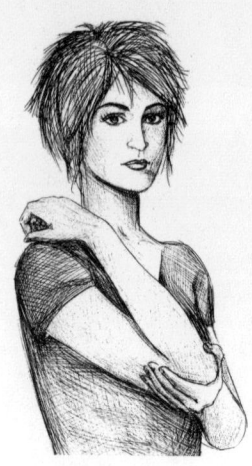

Coude rugueux

Vous avez beau passer de la crème tous les jours, rien n'y fait : vos coudes restent rêches et rugueux. Remédiez à ce désagrément avec un remède ancestral simple et naturel. Après chaque lavage, sur la peau encore humide, passez un citron coupé en deux sur les zones à traiter. En un mois à peine, vos coudes seront doux au toucher.

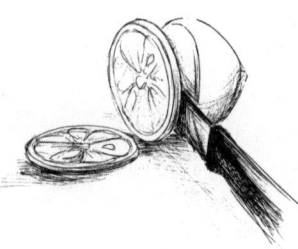

Gommage corporel

Retrouvez une peau douce et soyeuse avec le gommage maison de Grand-mère. Mélangez énergiquement le jus de 1 un citron avec 2 cuillères à soupe de sucre roux et 1 cuillère à café d'huile de macadamia. Mouillez-vous le corps et massez-vous avec cette mixture en faisant des gestes circulaires. Renouvelez l'opération 2 fois par semaine.

Bain revigorant

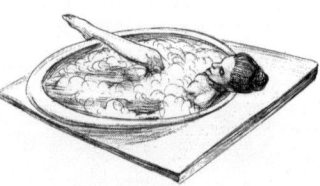

Après une journée éreintante, retrouvez du tonus avec le bain magique de nos aïeules. Dans un bol, mélangez 1 goutte d'huile essentielle de citron, 1 de romarin, 1 de cyprès et 1 verre de lait. Versez cette préparation dans votre bain et relaxez-vous quinze minutes au minimum. Votre corps est revitalisé et vous êtes parfaitement détendue.

ADOUCIR LA PEAU

Nos aïeules gardaient une peau douce grâce à un bain gommant régulier. Faites de même ! Mélangez le zeste de 1 citron avec 2 cuillères à café de son dans un petit sac de mousseline. Faites-le bouillir dans 1 litre d'eau durant trente minutes. Ajoutez cette eau à votre bain. Après quinze minutes d'immersion, frottez-vous avec le sac de mousseline. Vous chasserez ainsi toutes les peaux mortes.

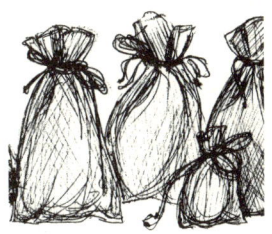

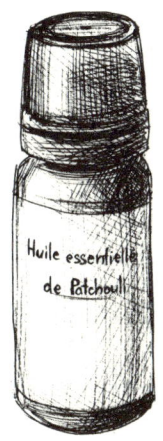

CRÈME RÉGÉNÉRATRICE MAISON

Utilisez les vertus astringentes du citron. Diluez 10 gouttes de son jus avec la même quantité d'huile essentielle de patchouli et d'huile essentielle de rose. Mélangez délicatement et ajoutez 5 cuillères à soupe d'huile d'amande douce. À l'aide d'un coton, tapotez votre visage avec cette mixture jusqu'à pénétration totale. Quinze minutes plus tard, rincez à l'eau tiède. Touchez : votre peau est d'une extrême douceur.

APAISER LA COUPEROSE

Mamie employait un traitement naturel et inoffensif qui atténuait les marques de couperose. Tous les matins, elle imprégnait un morceau de coton d'eau argileuse et se le passait sur le visage. Elle frottait ensuite sa peau avec un citron jaune. Petit à petit, les traces s'estompaient sans irriter l'épiderme.

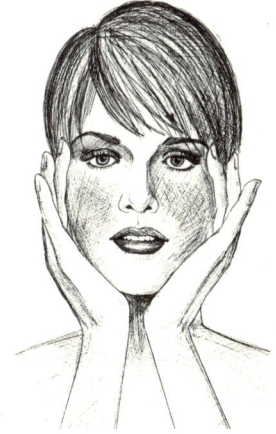

Le citron

Chasser la corne plantaire

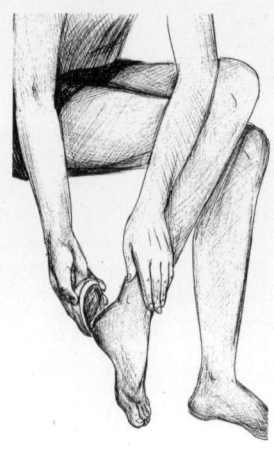

La beauté passe aussi par les pieds. Grand-mère le savait et ne manquait pas de les entretenir. Elle éliminait la corne plantaire en prenant des bains de pieds citronnés. Dans une bassine d'eau chaude, diluez la pulpe d'1 citron jaune et une grosse poignée de gros sel. Trempez-y vos petons pendant vingt minutes. Frottez-les ensuite avec une pierre ponce, puis hydratez avec de l'huile d'amande douce.

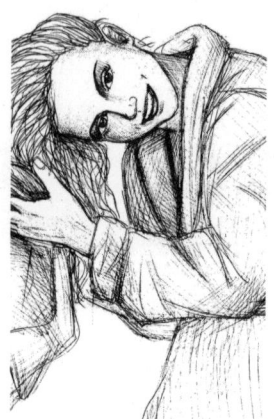

SOS cheveux secs

Si vous avez les cheveux secs, optez pour le soin magique de Mamie. Mélangez le jus de 1 citron avec la chair de ½ avocat et 1 cuillère à café d'huile d'olive. Une pâte homogène doit se former. Appliquez et laissez agir 30 minutes. Terminez en vous lavant avec votre shampooing habituel. Touchez : votre chevelure est douce et soyeuse.

Des cheveux fortifiés

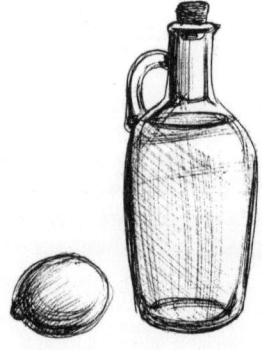

Une nouvelle fois, le citron sera votre allié si vous souhaitez avoir des cheveux plein de vitalité. Mélangez du jus de citron et du vinaigre blanc, avec de l'eau tiède et à parts égales. Après vous être soigneusement lavé les cheveux, rincez-les avec cette lotion. Laissez agir cinq minutes avant de les rincer à nouveau.

Éclaircir les cheveux

Vous n'avez pas besoin d'utiliser des produits toxiques et onéreux pour éclaircir la couleur de vos cheveux. Grand-mère pressait simplement 1 citron dans un verre d'eau et appliquait cette préparation sur sa crinière. Elle allait ensuite se reposer au soleil, pendant une heure : le tour était joué. Testez d'abord son astuce sur une petite mèche de vos cheveux. Mais évitez ce soin si vous avez les cheveux foncés.

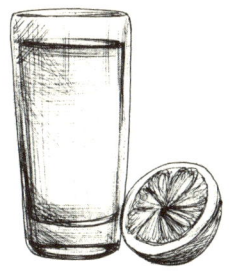

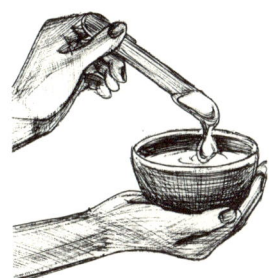

Baume à lèvres maison

Pour retrouver des lèvres douces, réalisez le baume maison de Mamie. Mélangez 20 g de cire d'abeille émiettée et 1 cuillère à café d'huile de tournesol. Ajoutez 2 gouttes d'huile essentielle de citron et 2 de lavande, avec le jus d'un demi-citron. Faites chauffer trois minutes au bain-marie en remuant sans interruption. Laissez tiédir et transvasez dans un petit pot hermétique. Appliquez-en tous les jours sur vos lèvres sèches. Lisez bien les instructions avant d'utiliser les huiles essentielles.

Bain tonique

Après un effort intense, Mamie se confectionnait toujours un bain revigorant. Voici sa recette : dans un premier bol, faites dissoudre 175 g de savon de Marseille en paillettes dans de l'eau chaude. Une pâte homogène doit se former. Dans un second, diluez 1 cuillère à soupe de glycérine avec le jus de 1 citron. Mélangez le tout et transvasez dans un bocal hermétique. Ajoutez 1 cuillère à soupe de cette mixture à l'eau de votre bain.

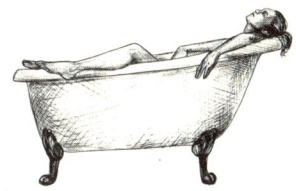

Le citron

Combattre les boutons

Les adolescents souffrent souvent d'éruptions cutanées sur le visage ! Mamie avait sa recette magique qui chassait tous les boutons. Portez à ébullition 2 tasses d'eau avec 1 petite poignée de thym. Retirez ensuite du feu et laissez infuser en couvrant la casserole. Filtrez le tout et ajoutez le jus d'un citron. Matin et soir, nettoyez votre visage en évitant le contour des yeux avec cette lotion.

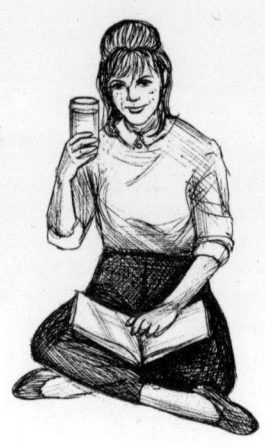

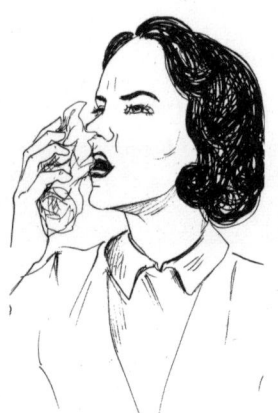

Toux d'irritation

Votre gorge est enflammée et vous ne cessez de toussoter ? Mamie connaissait un remède facile à réaliser pour remédier à ce désagrément. Il suffit d'avaler 1 cuillère à café de miel à laquelle vous ajouterez 1 goutte d'huile essentielle de citron. Résultat immédiat ! Mais si cette toux persiste, seul un médecin peut établir qu'il ne s'agit pas d'une toux plus sérieuse.

Saignement des gencives

Si vos gencives saignent après chaque lavage, vous devez souffrir d'une inflammation des gencives ou gingivite. Pour pallier cette petite gêne, frottez la partie blanche d'une écorce de citron directement sur la gencive. Répétez l'opération plusieurs fois. Après 15 jours de traitement, vous devriez constater une nette amélioration. Sinon, consultez votre dentiste : il ne faut jamais laisser une gingivite chronique s'installer, au risque de voir ses dents se déchausser !

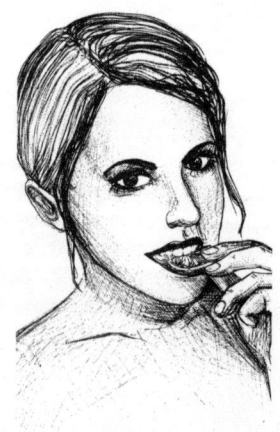

APAISER LES DOULEURS MUSCULAIRES ET ARTICULAIRES

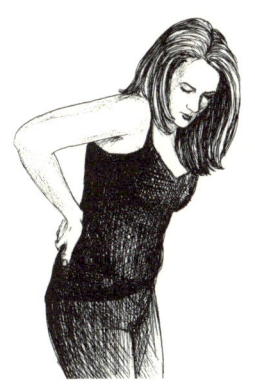

La nuit dernière, vous avez dormi dans une mauvaise position. Le réveil fut difficile : vous ressentez une forte douleur dans le bas de votre dos. Soulagez-la efficacement en appliquant une huile 100 % naturelle. Dans un flacon, mélangez 10 gouttes d'huile essentielle de citron et 10 gouttes d'huile essentielle de gaulthérie. Ajoutez 5 centilitres d'huile d'amande douce, puis secouez. Appliquez sur les zones sensibles autant de fois que nécessaire.

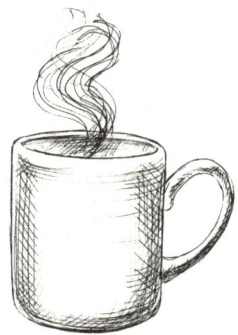

COMBATTRE LE STRESS

Lorsque vous êtes stressé, vous ressentez une forte boule au ventre ? Faites-la disparaître à l'aide d'une potion relaxante. Dans une tasse d'eau chaude, diluez 8 gouttes d'huile essentielle de citron, puis absorbez ce mélange.

DÉGAGER LES BRONCHES

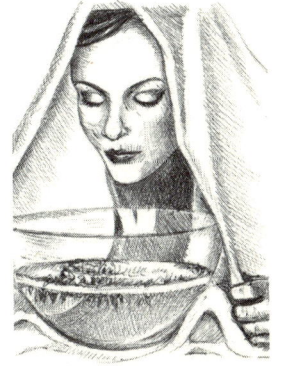

Grand-mère faisait des inhalations à base de citron pour soulager ses bronches lorsqu'elles étaient encombrées. Elle versait le jus de 1 citron dans 50 cl d'eau bouillie, et y ajoutait 2 gouttes d'huile essentielle de pin, 2 autres d'huile essentielle d'arbre à thé et une pincée de sel marin. Elle inhalait ce breuvage pendant dix minutes, trois fois par jour.

LE CITRON

CATAPLASME CONTRE LES RHUMATISMES

Grand-mère apaisait simplement ses rhumatismes avec son cataplasme maison. Elle frictionnait les parties douloureuses de son corps avec de l'huile essentielle de citron. Elle appliquait ensuite des compresses imbibées de jus de citron et laissait poser toute une nuit.

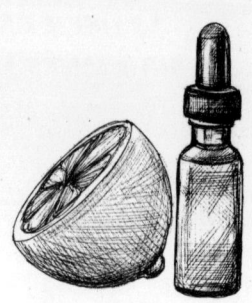

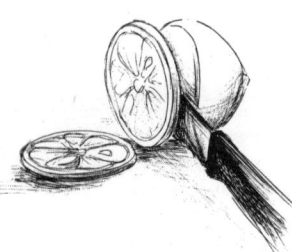

VOMISSEMENTS

Vous souffrez de vomissements ? Stoppez-les naturellement grâce au citron. Coupez-en un en tranches et faites-les infuser dans de l'eau bouillante. Dix minutes plus tard, filtrez et avalez ce breuvage. Les spasmes disparaîtront comme par magie ! Si vous avez du mal à avaler l'eau citronnée, vous pouvez y ajouter 1 petit sucre.

SAIGNEMENT DE NEZ

Vous avez pris un mauvais coup et vous saignez du nez ? Pas de panique, munissez-vous d'une compresse et courez dans votre cuisine. Coupez un citron en deux et pressez son jus sur le coton. Insérez-le dans votre narine et penchez la tête en arrière. Une fois que le sang ne coule plus, redressez-vous. Gardez la compresse imbibée dans votre narine encore une heure.

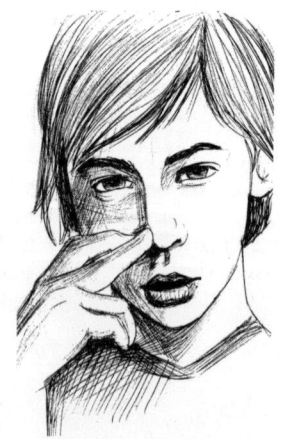

Crise de goutte

Grand-mère connaissait un remède efficace en cas de crise de goutte : une cure de jus de citron. Chaque fois qu'elle souffrait de ce mal, elle allait se procurer ce fruit magique. Faites de même : après chaque repas, buvez du jus de citron dilué dans un peu d'eau, chaude ou froide. L'acidité de l'agrume neutralisera l'acide urique responsable de votre douleur.

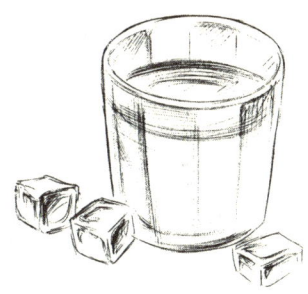

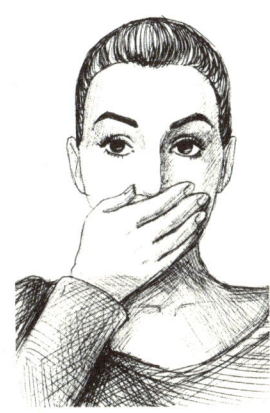

Extinction de voix

Vous avez trop crié, hier ? Aujourd'hui, vous vous réveillez avec la voix complètement cassée. Ne tardez pas à apaiser vos cordes vocales : à jeun, buvez un grand verre d'eau tiède additionnée de 1 cuillère à soupe de miel et du jus de 1 citron.

Mal des transports

Si vous avez mal au cœur lorsque vous prenez les transports en commun, ayez toujours sur vous la potion anti-nausée de Grand-mère. Versez dans une fiole 30 gouttes d'huile essentielle de citron avec 2 cuillères à café de sucre roux en poudre. Dès que vous vous sentez mal, avalez une goutte de ce mélange.

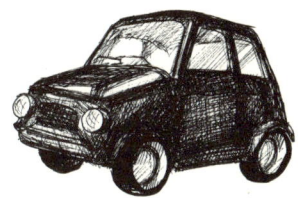

Le citron

Vers

Vous avez attrapé des vers ? Chassez-les rapidement avec le remède d'antan de Grand-mère. Pressez 1 citron et buvez son jus. Récupérez les restes : écorces, pulpes et pépins. Broyez l'ensemble à l'aide d'un mortier, puis faites macérer dans 1 bol, avec du miel, pendant deux heures. Filtrez et avalez cette potion, le soir, une heure avant d'aller vous coucher.

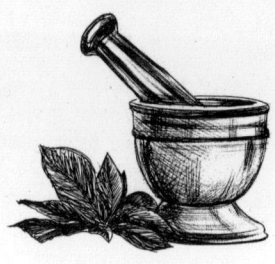

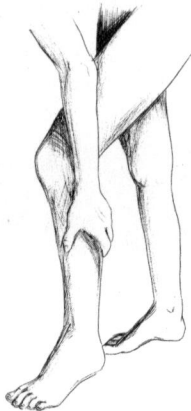

Éviter les phlébites

Si vous êtes sujet aux phlébites, comptez sur les vertus tonifiantes du citron pour les éviter. Tous les soirs, frictionnez-vous les jambes avec 5 gouttes d'huile essentielle de citron mélangées à une huile pour massage neutre. Complétez le traitement en buvant régulièrement de l'eau citronnée.

Chasser les varices

Grand-mère évitait les marques causées par les varices avec de l'huile essentielle de citron. Elle en mélangeait 50 cl avec 10 gouttes d'huile végétale de calophylle, 30 gouttes d'huile essentielle de cyprès et 20 gouttes d'huile essentielle de géranium rosat. Tous les soirs, appliquez ce mélange sur les zones touchées.

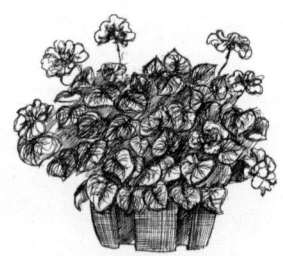

Mauvaise circulation sanguine

Vous avez les mains et les pieds qui changent de couleur sans raison particulière ? Vous devez certainement souffrir d'une mauvaise circulation sanguine. Pour combattre ce désagrément, mélangez 5 gouttes d'huile essentielle de citron, d'hélichryse et de lentisque pistachier, avec 10 gouttes d'huile d'amande douce. Diluez-en 5 gouttes dans une bassine d'eau. Trempez-y vos pieds et vos mains durant dix minutes.

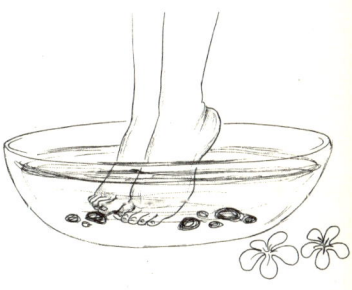

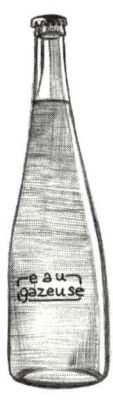

Booster ses performances

Ce remède n'améliorera pas vos performances, mais il vous aidera à mieux supporter la douleur durant l'effort. Pendant votre activité physique, buvez de l'eau gazeuse additionnée du jus de 1 citron et de 1 cuillère à café de miel liquide. L'eau citronnée vous aidera à rester bien hydraté.

Apaiser les rhumatismes

Rien de mieux qu'un bon citron pour soulager les rhumatismes. Passez-en 2 à la centrifugeuse avec 2 carottes. Récupérez le jus et avalez. Si vous n'avez pas de centrifugeuse chez vous, pressez simplement les citrons dans du jus de carotte bio. C'est tout aussi radical.

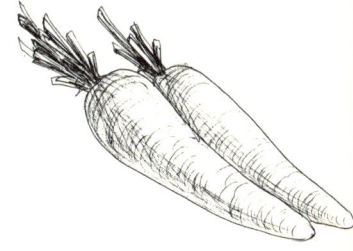

Le citron

Combattre la rétention d'eau

Vous souffrez de rétention d'eau ? Évitez naturellement ce désagrément grâce au citron. Buvez-en chaque matin, à jeun, avec un peu d'eau. Les propriétés diurétiques de cet agrume faciliteront la circulation du sang et régleront rapidement vos problèmes de rétention.

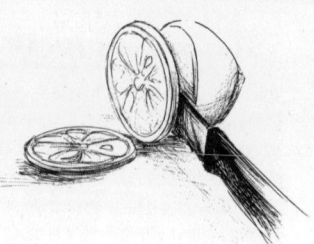

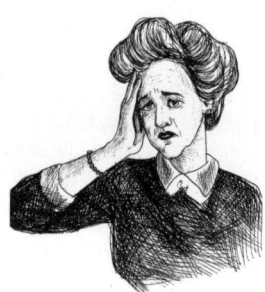

Remède antimigraine

Le citron viendra à votre rescousse en cas de migraine intense. Aussi surprenant que cela puisse paraître, Grand-mère soulageait ses maux de tête en plongeant ses pieds dans de l'eau citronnée très chaude. Testez son remède : vous serez surpris du résultat !

Éviter le mal de mer

Faire du bateau, c'est plaisant, à condition de supporter les mouvements des vagues. Si vous ne savez pas comment vous allez réagir, prévoyez un remède contre le mal de mer. Dans un flacon, mélangez 5 gouttes d'huile essentielle de citron et 5 autres de menthe poivrée. Une fois à bord, si vous vous sentez nauséeux, absorbez 1 goutte de cette potion sur un petit sucre. Recommencez toutes les heures, si nécessaire.

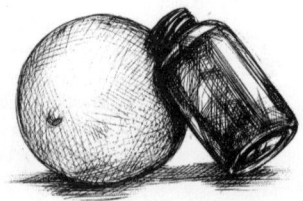

SOS mauvaise haleine

Votre bouche a tendance à exhaler une odeur désagréable, même après que vous vous êtes brossé les dents ? Grand-mère a la solution : elle vous suggère de mélanger 1 goutte d'huile essentielle de basilic avec 1 goutte d'huile essentielle de menthe poivrée et 4 gouttes d'huile essentielle de citron. Absorbez 2 gouttes de ce mélange avant chaque repas, sur un petit morceau de pain. Attention : sans avis médical, l'huile essentielle de basilic ne doit pas être utilisée pendant la grossesse ou l'allaitement, chez les nourrissons et les jeunes enfants, ni de façon prolongée. Idem pour l'huile essentielle de menthe poivrée, qui est à éviter surtout chez le jeune enfant.

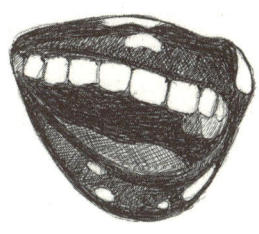

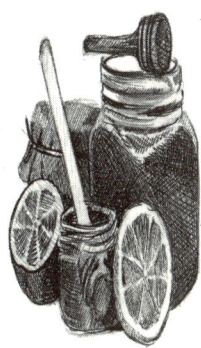

Combattre une grippe

Mamie enrayait rapidement les maux grippaux grâce à son grog au citron. Voici son remède : mélangez le jus de 1 citron et 1 cuillère à soupe de miel liquide. Ajoutez de l'eau bouillante et avalez ce breuvage. Filez au lit et laissez agir les propriétés antiseptiques du citron. Le lendemain, renouvelez l'opération.

Enrayer une gastro-entérite

Le citron sera votre allié pour soulager une gastro-entérite. Sa forte concentration en acide citrique nettoiera le foie de l'intérieur tout en désinfectant le système digestif. En prime, ses propriétés antivirales luttent contre le virus lui-même. Portez à ébullition les écorces de 5 citrons durant dix minutes. Filtrez et avalez cette infusion tout au long de la journée pendant deux jours.

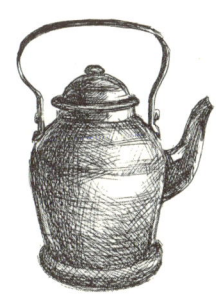

Le citron

Halte aux crises de foie

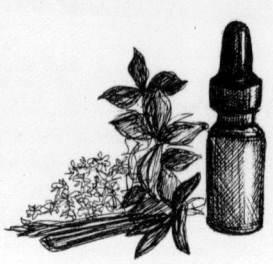

En cas de crise de foie, faites confiance au romarin pour vous soulager. Faites bouillir 1 poignée de feuilles de romarin avec 1 goutte d'huile essentielle de citron et 1 cuillère à café de miel d'acacia. Filtrez et buvez cette préparation dès que vous vous sentez barbouillé. Si vous avez un repas copieux dans la journée, vous pouvez en avaler en prévention le matin, à jeun.

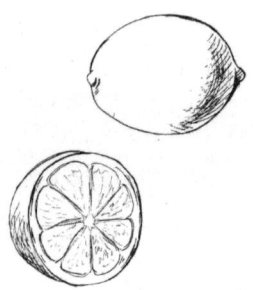

Renforcer le système immunitaire

Votre système immunitaire a des faiblesses ? Vous avez beau faire attention, vous attrapez le moindre virus qui passe. Retrouvez votre forme naturellement avec une cure de jus de citron. Pendant trois semaines, buvez-en tous les matins à jeun avec un peu d'eau chaude et 1 cuillère à café de sucre.

Stop aux épidémies hivernales

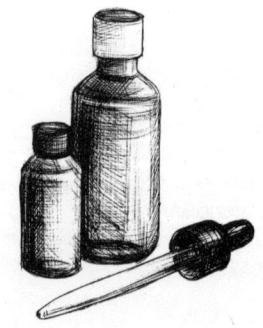

En hiver, c'est bien connu : tout le monde est malade. Pourquoi ? La plupart des microbes se propagent dans l'air. Afin d'éviter d'attraper tout ce qui passe, purifiez votre environnement. Pour cela, diffusez un mélange contenant la même quantité d'huile essentielle de citron, d'huile essentielle de ravintsara et d'huile essentielle d'eucalyptus.

ÉVITER LES BOSSES

Personne n'est à l'abri d'un mauvais coup. Il suffit d'un moment d'inattention pour se cogner le pied, le coude, la main… Rien de grave, certes, mais vous vous retrouvez avec une belle bosse. Ne lui laissez pas le temps de se former : mettez des compresses imbibées de jus de citron 5 minutes au réfrigérateur, puis apposez-les sur la partie du corps meurtrie. Attention : ne pas appliquer sur une plaie ouverte !

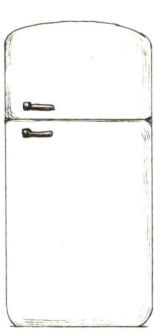

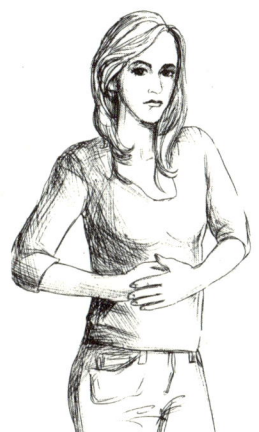

COMBATTRE L'ACIDITÉ GASTRIQUE

Contrairement aux idées reçues, l'acidité du citron n'est pas mauvaise pour l'estomac. Au contraire, elle facilite la digestion et combat efficacement les aigreurs gastriques. N'hésitez pas à en consommer dès que vous le pouvez. En vinaigrette ou en infusion : vous avez le choix.

TRAITER UNE ANÉMIE

Souffrir d'anémie signifie manquer de fer dans le sang. La quantité de fer peut être augmentée de 30 % par l'absorption de vitamine C. Cela tombe bien, le citron en est gorgé. Pour éviter l'anémie, ajoutez-en à chacun de vos repas et buvez de l'eau citronnée aussi souvent que vous le pourrez. Vous boosterez ainsi votre organisme et l'aiderez à conserver son tonus.

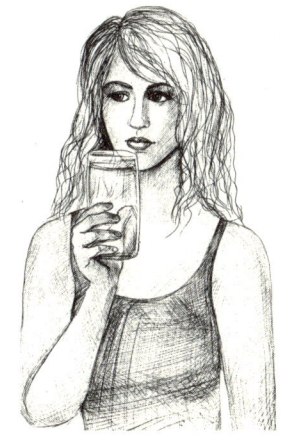

Le citron

Éliminer les cors aux pieds

Mamie procédait toujours de la même manière lorsqu'elle voulait soigner les cors aux pieds. Elle mélangeait la même quantité de jus de citron et d'eau et 5 comprimés d'aspirine effervescents. Elle appliquait ensuite ce mélange sur les zones à traiter avant de filmer et de recouvrir le tout d'une serviette chaude. 15 minutes plus tard, elle retirait l'ensemble et terminait en frottant avec une pierre ponce.

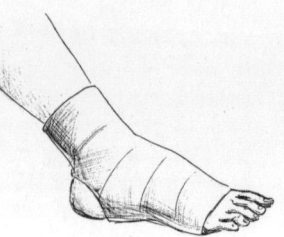

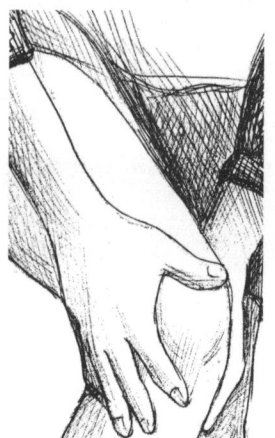

Halte aux bleus

Vous avez fait un faux pas et vous avez glissé sur du verglas ? Ouf ! Vous n'avez rien de cassé mais vous allez avoir un beau bleu sur le genou. Évitez donc son apparition en suivant simplement cette astuce de Grand-mère. Imprégnez une compresse de jus de citron glacé et posez-la sur la zone douloureuse. Tenez-la ainsi au moins quinze minutes.

Lourdeurs d'estomac

Il vous arrive de souffrir de lourdeurs d'estomac, sans en connaître la raison. Heureusement le citron vient à la rescousse et va vous aider à digérer. Pressez le jus d'un agrume et diluez-le dans un peu d'eau chaude. Buvez cette préparation tout au long de la journée. Vous verrez, le soulagement sera rapide.

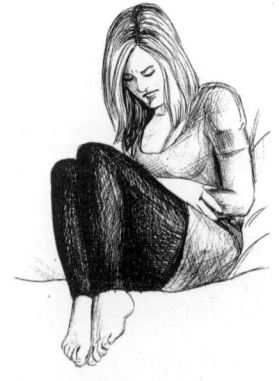

Ramollir un furoncle

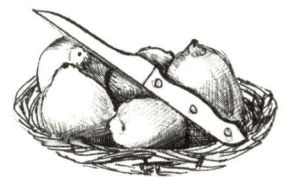

Mamie ne souffrait guère longtemps à cause d'un furoncle. Son secret : le citron. Elle utilisait ses propriétés astringentes pour le ramollir et soulager la douleur. Elle passait sur les zones touchées la pulpe de cet agrume jaune durant 10 minutes. Elle renouvelait le procédé autant de fois que possible, jusqu'à la disparition complète du furoncle.

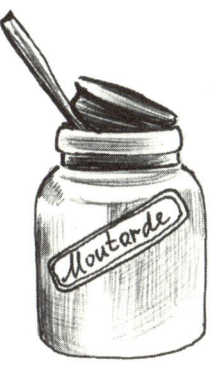

Contre les engourdissements

Les engourdissements ou les fourmillements résultent souvent d'une mauvaise circulation sanguine. Évitez ce désagrément en la stimulant naturellement. Dans un bol, mettez 3 cuillères à soupe de moutarde en grains, 4 gouttes d'huile essentielle de lavande, 2 cuillères à café de piment de Cayenne et le jus de 1 citron. Mélangez énergiquement jusqu'à l'obtention d'une pâte un peu épaisse. Appliquez cette mixture sur une gaze que vous apposerez sur les zones engourdies.

Favoriser la circulation sanguine

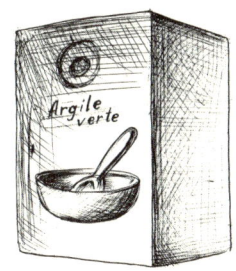

Rien n'est plus efficace que le citron pour améliorer la circulation sanguine. Mamie le savait bien et profitait de ses vertus drainantes. Elle buvait chaque matin, au réveil, un jus de citron mélangé avec 1 cuillère à café d'argile en poudre. En un mois, elle se sentait plus tonique. Faites le test : vous sentirez rapidement la différence.

Le citron

Soulager une cystite

Lorsque Grand-mère souffrait d'une cystite, elle commençait toujours par prendre rapidement rendez-vous chez son médecin. En attendant la consultation, elle buvait tout au long de la journée de l'eau citronnée. Le citron ne faisait pas disparaître le mal, mais il aidait considérablement à le soigner. Elle poursuivait sa cure jusqu'à sa guérison en complément de ses médicaments.

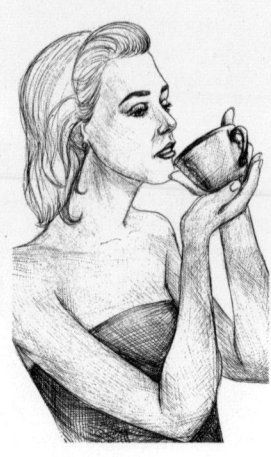

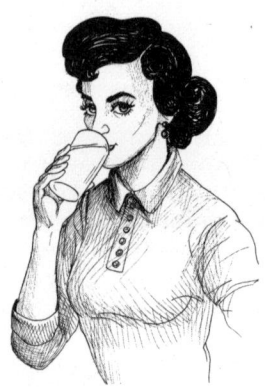

Coupe-faim naturel

Vous souhaitez perdre du poids mais vous avez du mal à freiner votre gourmandise ? Suivez l'astuce de Grand-mère : elle coupait son appétit grâce au citron. Avant chaque repas, elle mastiquait des pelures de citrons (bien nettoyées, surtout si le citron n'est pas bio). La pectine que contient la peau de cet agrume rassasie plus vite et par conséquent aide à limiter les apports caloriques.

Retrouver du tonus

Après des repas un peu trop copieux, il est fréquent de se sentir lourd, ballonné et fatigué. Pour chasser ce coup de pompe naturellement, nos aïeux allaient cueillir un bon citron dans leur jardin et en récupéraient son jus. Ils le diluaient avec un peu d'eau avant de le boire d'une traite. Faites-en de même. En une gorgée vous retrouverez du tonus pour toute la journée.

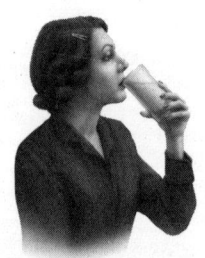

Halte aux boutons de fièvre

Si un vilain bouton de fièvre a pointé le bout de son nez, réagissez au plus vite. Imbibez un coton de jus de citron et passez-le sur la zone touchée. Renouvelez le procédé autant de fois que nécessaire. Vous verrez, le remède de Grand-mère est miraculeux : en deux jours, votre bouche sera redevenue parfaitement normale.

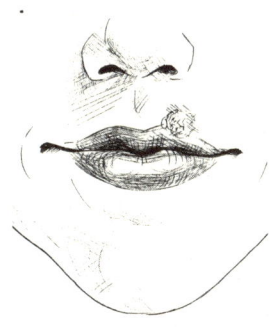

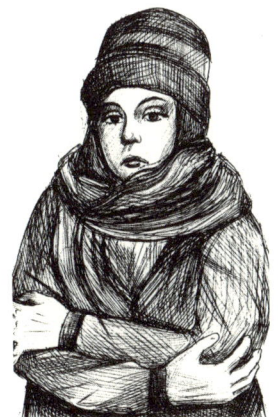

Coup de froid

Atchoum ! Vous avez pris froid et n'arrivez pas à vous réchauffer ? Faites confiance au citron : il saura purifier votre organisme et le réchauffer en même temps. Buvez un grand verre de son jus préalablement chauffé. Ça pique un peu le nez mais le résultat vaut le détour : en une journée, le mal est enrayé.

Prévenir les ampoules

Les ampoules sont dues à une inflammation de la peau. Rien d'inquiétant certes, mais elles s'avèrent souvent bien douloureuses. Évitez donc de souffrir en prévenant leurs apparitions avec du citron. Mélangez le jus d'un agrume avec 3 cuillères à soupe de camphre. Appliquez cette mixture sur vos talons tous les soirs, pendant un mois. Peu à peu, votre peau s'endurcira naturellement et sera plus résistante. Les ampoules ne pourront ainsi plus se former.

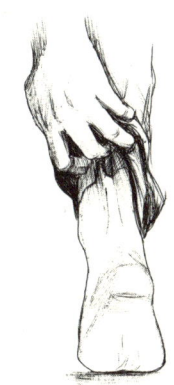

LE CITRON

ENRAYER LA CONSTIPATION

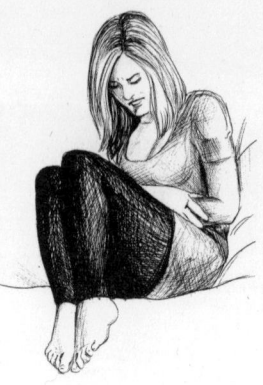

Lorsque votre transit fonctionne mal, vous pouvez souffrir de constipation. Mamie régulait son système digestif en buvant un breuvage maison. Dans un verre, elle pressait le jus de 1 citron auquel elle ajoutait 1 cuillère à soupe d'huile d'olive et 1 pincée de sel. Elle avalait d'une traite ce remède tous les matins, à jeun, jusqu'à amélioration de son état.

CALMER LES MAUX DE GORGE

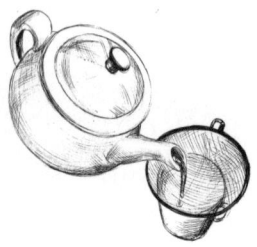

L'automne et l'hiver apportent leurs lots de petits virus, qui commencent par entraîner d'abord des maux de gorge. Mamie se soulageait avec son remède à base de citron. Pressez-en un dans une infusion de thym et ajoutez 1 cuillère à café de miel. Buvez cette préparation tout au long de la journée.

MAUVAISE HALEINE

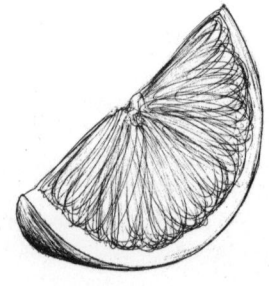

Vous avez mangé de l'ail ou du fromage et vous n'avez pas votre brosse à dents sur vous ? Au lieu de dégager une haleine nauséabonde toute la journée, suivez le conseil de Mamie : croquez dans un morceau de citron et buvez un peu de jus. Si vous supportez son acidité, vous constaterez une amélioration immédiate.

Faire baisser la fièvre

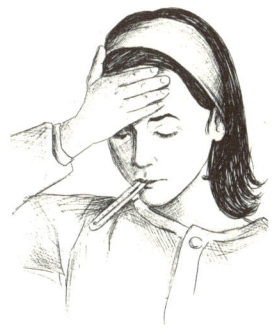

Ce remède d'antan ne dispense pas de prendre l'avis d'un médecin mais il peut vous aider à faire tomber la fièvre plus rapidement. Faites sécher l'écorce d'un citron et passez-la dans un moulin à café. Une poudre fine doit se former. Incorporez-en 1 cuillère à café dans de l'eau chaude avec 1 cuillère à soupe de miel. Avalez ce mélange toutes les 2 heures.

Fatigue intense

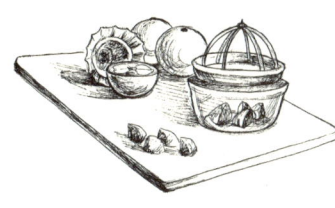

Vous vous sentez éreinté ? Rien ne semble vous rendre du tonus : pas même une cure de vitamines ou une bonne nuit de sommeil. Lorsque Mamie était dans la même situation, elle comptait sur le citron pour retrouver de la vitalité. Elle récupérait le zeste d'un agrume et le passait au four à 120 °C durant cinq minutes. Une fois que l'écorce est asséchée, elle la réduisait à l'aide d'un mortier afin d'obtenir une poudre. Deux fois par jour, elle ajoutait 1 cuillère à café de cette préparation à sa tisane.

Apaiser les douleurs articulaires

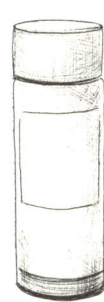

En vieillissant, il est fréquent de souffrir des articulations. Grand-mère apaisait ses douleurs avec une lotion citronnée. Faites de même : mélangez le jus de 1 citron avec 5 gouttes d'huile essentielle de citron et 1 cuillère à soupe d'huile d'olive. Transvasez dans une fiole hermétique que vous conserverez trois jours au maximum dans votre réfrigérateur. Frictionnez votre corps avec cette mixture en insistant sur les zones douloureuses.

Le citron

Faciliter la digestion

À chaque repas, vous avez du mal à digérer et vous souffrez fréquemment de ballonnements ? Évitez-les naturellement avec une infusion digestive. Récupérez l'écorce d'un citron et plongez-la dans une casserole contenant ½ litre d'eau. Couvrez et portez à ébullition. Après que le mélange a frémi pendant une minute, retirez du feu et laissez infuser dix minutes. Filtrez et buvez cette infusion après chaque repas.

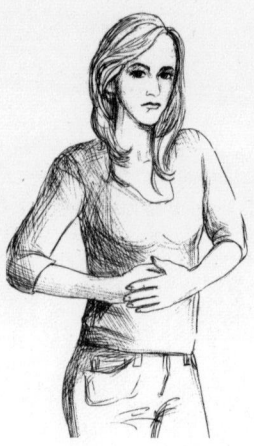

Infusion anti-rhinite

Pour soulager un rhume, buvez une infusion de gingembre : coupez 3 rondelles de gingembre frais, couvrez d'eau, portez à ébullition et laissez cuire 15 minutes. Ajoutez un trait de citron. Vous pouvez ajouter un peu de sucre ou 1 cuillère de miel.

Un bain drainant

En cas de mauvaise circulation sanguine, Mamie se préparait un bain drainant. Dans 10 cl de base neutre de bain, elle diluait 10 gouttes d'huile essentielle de citron avec 5 gouttes de cyprès. Elle ajoutait 1 cuillère à soupe de ce mélange à l'eau de son bain. Dix minutes plus tard, non seulement elle se sentait plus tonique, mais elle était parfaitement détendue.

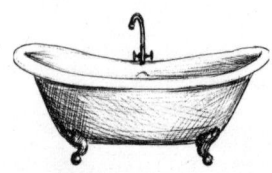

Aide à la digestion

Lorsque les flux gastriques sont déréglés, vous pouvez souffrir. Ce dérèglement résulte souvent de l'action des produits chimiques trop présents dans les aliments industriels. Pour en finir une fois pour toutes avec ce souci digestif, buvez le jus de 1/2 citron avant chaque repas.

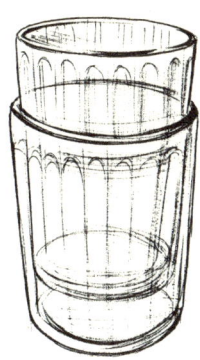

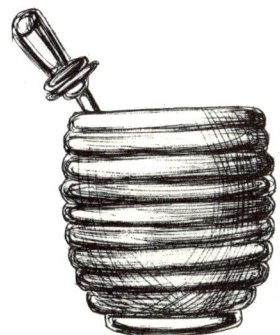

Activer la circulation du sang

Il est possible d'aider son organisme à favoriser la circulation du sang. Comment ? Simplement en préparant une infusion à base d'huile essentielle de citron. Mélangez-en 2 gouttes avec 2 feuilles de vignes rouges et 1 cuillère à café de miel dans 1 litre d'eau. Portez à ébullition puis filtrez. Buvez cette potion tout au long de la journée.

Extinction de voix

Vous souffrez d'une extinction de voix ? Pour vous aider à la retrouver, prenez ce sirop de grand-mère : battez un blanc d'œuf avec le jus d'un citron et 2 cuillères à soupe de sucre en poudre. Avalez une cuillère de cette potion sucrée toutes les heures, votre voix reviendra petit à petit.

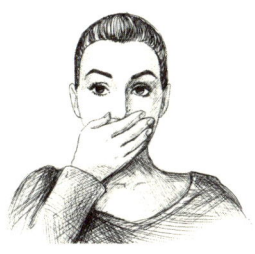

Les glaçons

Les glaçons

Pour soulager une douleur, se mettre en beauté, décoller un chewing-gum… Le glaçon sait faire bien plus que rafraîchir une boisson. Il ne coûte rien et il suffit d'ouvrir la porte de son congélateur pour le récupérer.

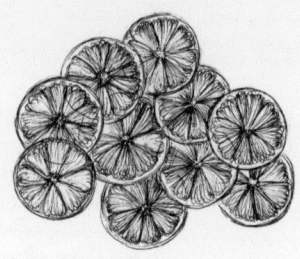

On oublie facilement que les premiers réfrigérateurs ne datent que du début du XXe siècle, les premiers congélateurs des années 1960… Autrefois, la glace se méritait. Pour en fabriquer, on pouvait par exemple envelopper une bouteille remplie d'eau d'un linge imbibé d'éther !

Fabriquer des glaçons est désormais moins dangereux ! Vos invités viennent d'arriver et vous êtes à court de glaçons ? Ils se formeront plus rapidement si vous utilisez de l'eau chaude. Pour qu'ils soient bien transparents, faites bouillir l'eau avant de la mettre, encore chaude, dans le bac à glaçons et ajoutez-y un trait d'eau gazeuse. Une fois les glaçons « démoulés », réservez-les dans un seau à glace et arrosez-les d'eau gazeuse pour qu'ils ne se collent pas.

La température idéale de congélation est de – 18 °C. Dans tous les cas, la température de votre congélateur ne devrait pas repasser au-dessus de la barre des – 10 °C. Si vous avez un doute quant à l'efficacité de votre appareil, dotez-vous d'un thermomètre spécial. Il ne coûte qu'une poignée d'euros et l'investissement est rentable, compte tenu des soucis de santé que peut occasionner une mauvaise congélation.

> **Précaution**
>
> Le froid abîme l'épiderme. Si vous souhaitez utiliser des glaçons à même la peau, pour quelque soin, pensez à les envelopper dans un linge fin. Ainsi, aucun risque pour votre peau.

Aliments congelés

Les aliments ne peuvent être entreposés au congélateur que pour une durée limitée : deux ou trois mois pour les restes d'un dîner, deux mois pour un poisson gras, huit mois pour une pièce de viande… Il est donc judicieux d'étiqueter les aliments que vous stockez pour ne pas perdre de vue cette date limite. Enfin, souvenez-vous que l'on ne peut pas recongeler un aliment qui a été décongelé. En revanche, si vous avez, par exemple, congelé quelques rondelles de carotte et que vous les avez utilisées pour confectionner une sauce qui a longuement cuit ou mijoté, vous pouvez parfaitement congeler celle-ci.

> **Plastique**
>
> Si vous n'aimez pas que le goût de votre boisson soit altéré lorsque les glaçons fondent, optez pour les glaçons en plastique ! Ils contiennent une matière réfrigérante ayant le même effet refroidissant.

CONTRE LES VOMISSEMENTS

Bien sûr, il s'agit là de calmer une crise bénigne de vomissements, sans fièvre, ne nécessitant pas d'avis médical… Pour soulager l'estomac et calmer les vomissements, faites fondre deux ou trois glaçons dans votre bouche avant d'appliquer au creux de votre estomac des compresses très froides.

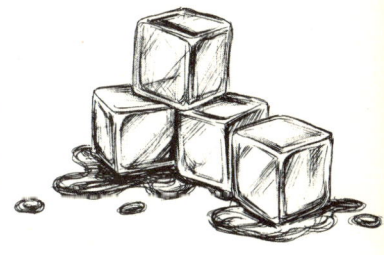

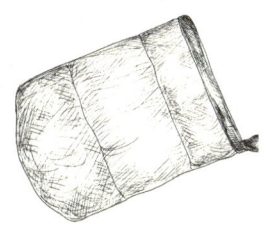

CONTRE L'ALLAITEMENT DOULOUREUX

Sous tension, vos seins et vos mamelons sont douloureux en période d'allaitement. Pour vous soulager entre deux tétées, placez un gant de toilette humide bien froid, voire avec quelques glaçons à l'intérieur, sur chaque sein. Voilà qui devrait vous soulager jusqu'à la prochaine sollicitation.

UN GLAÇON POUR ARRÊTER LES SAIGNEMENTS DE NEZ

Un coup ? Un traumatisme ? Un coup de soleil ? Un saignement de nez est si vite arrivé. Placez immédiatement un glaçon sur les ailes du nez, le saignement s'arrêtera très rapidement. En revanche, en cas de saignements de nez répétitifs ou qui durent plus de 20 minutes, il est préférable de consulter.

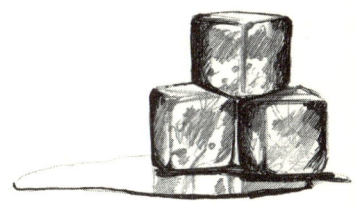

Les glaçons

Halte au hoquet

Le hoquet c'est pénible ! Et souvent difficile à enrayer. Il existe pourtant des dizaines de trucs et astuces pour en venir à bout. Autant en essayer un maximum quand le hoquet fait de la résistance. Par exemple, buvez un grand verre d'eau tout en maintenant un glaçon sur votre front. Il est passé ?

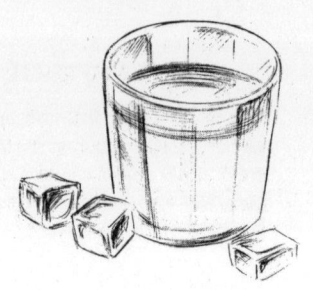

Retirer une écharde sans douleur

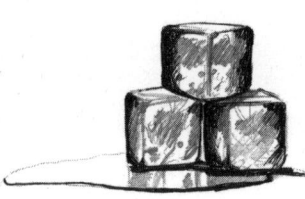

Votre bambin adore marcher pieds nus sur la terrasse en bois ? Malheur, il s'est planté une écharde dans le pied et hurle à la mort. Il faut lui retirer, pas le choix, mais rien que l'idée, vous en avez déjà mal aux oreilles ! La parade pour qu'il ne souffre pas ? Passez un glaçon sur l'écharde, la zone sera anesthésiée et il ne sentira rien.

Contre le hoquet

Le nombril est relié au nerf phrénique qui transmet des influx nerveux au diaphragme, provoquant ainsi sa contraction et son relâchement. En cas de hoquet, c'est ce mouvement qui devient anarchique et incontrôlable. Pour y remédier, placez un glaçon dans le nombril. Le froid stoppera aussitôt les contractions.

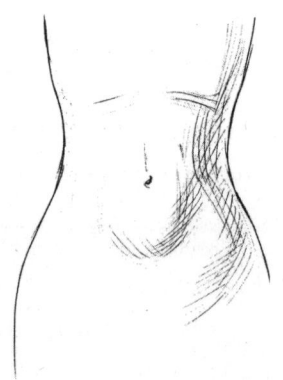

RAFFERMIR SA POITRINE

Pour garder une bonne tenue et ne pas que vos seins commencent à tomber prématurément, rien de tel que le sport, et une bonne douche froide ! Après la douche, effectuez des massages circulaires avec un glaçon sur vos seins. Partez de la base et remontez jusqu'au cou. Le froid tonifie les tissus et active la circulation.

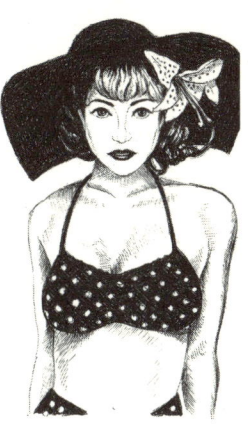

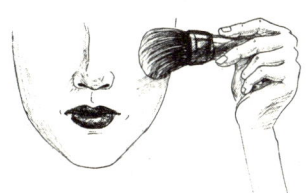

PRÉPARER SA PEAU AU MAQUILLAGE

Avant de vous enduire le visage de moult produits, prenez le réflexe de passer un glaçon sur votre peau afin qu'elle soit mieux préparée. Le froid raffermit l'épiderme. Étalez votre crème de jour, puis procédez à votre maquillage habituel. Il tiendra plus longtemps et vous serez belle jusqu'à la tombée de la nuit !

LIMITER UN BLEU

Si vous vous êtes cogné, pour limiter le diamètre de l'ecchymose qui ne manquera pas d'apparaître, passez un glaçon sur votre blessure. Agissez de même pour prévenir les petites bosses.

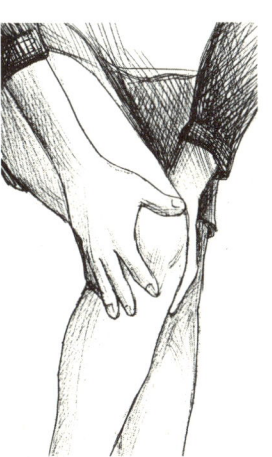

Les glaçons

Une épilation indolore

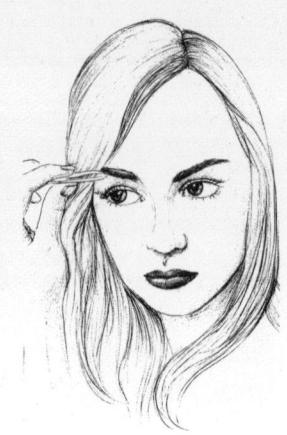

Certaines zones sont particulièrement délicates à épiler. C'est le cas des sourcils où pour dessiner une courbe parfaite, il vous faut arracher les poils un à un. Pour éviter que votre mise en beauté ne devienne trop douloureuse et que votre peau gonfle et vire au rouge grenat, passez autour du sourcil un glaçon pendant quelques instants pour anesthésier la zone.

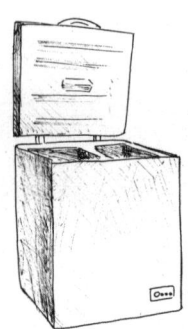

Contrôler la qualité des produits congelés

On le sait : congeler, dégeler, puis recongeler un produit peut avoir de très fâcheuses conséquences sur la santé. Pour vous assurer que votre congélateur a bien fonctionné en continu, mettez un glaçon dans une coupelle et logez-la dans un compartiment du congélateur. Aussi longtemps qu'il reste intact, vous n'avez pas à douter de votre appareil.

Un teint éclatant

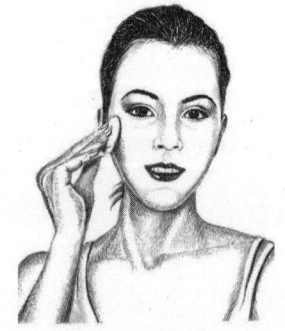

Après un masque de beauté, révélez l'éclat de votre peau en faisant rouler sur votre visage un glaçon pendant quelques instants. Ce geste resserrera vos pores et préparera la peau au maquillage. Pour bien fixer un rouge à lèvres, on conseille d'ailleurs de faire glisser un glaçon sur les lèvres.

UNE PIQÛRE D'INSECTE

En cas de piqûre d'insecte, appliquez sur votre peau un glaçon roulé dans un chiffon, aussi longtemps que nécessaire, pour que la peau soit anesthésiée et que la douleur s'envole.

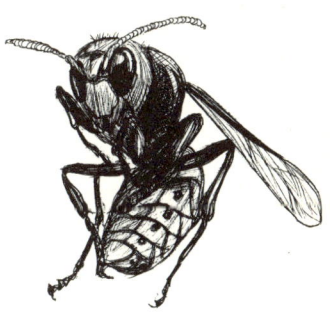

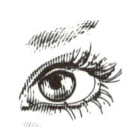

DÉGONFLER LES YEUX

Après une mauvaise nuit de sommeil, on a parfois du mal à ouvrir les yeux tant ils sont gonflés. Dans un grand morceau de tissu, roulez deux glaçons. Déposez le tout sur vos paupières et attendez cinq minutes que le froid produise tous ses effets.

DÉGONFLER LES PAUPIÈRES

Les yeux gonflés au réveil rendent toute tentative de maquillage hasardeuse. Pour qu'ils retrouvent leur volume normal, roulez des glaçons dans un linge et posez-le sur vos paupières. Si ce problème est récurrent, prenez 15 minutes, le week-end, pour reposer vos yeux en déposant sur vos paupières des sachets d'infusion de camomille déjà utilisés (mouillés et froids).

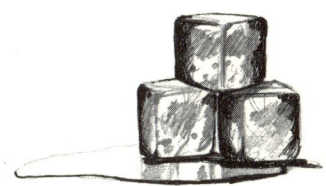

L'huile d'amande douce

L'huile d'amande douce

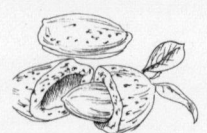

Les fleurs de l'amandier, d'un rose très pâle, sont d'une grande délicatesse, mais ses fruits sont immangeables. Leur peau verte dissimule, en revanche, un noyau très goûteux, l'amande, dont est extraite l'huile d'amande douce.

Autrefois, on lui attribuait de nombreuses vertus médicinales : l'huile d'amande douce soulageait les reins et traitait quelques maladies sérieuses, comme la dysenterie et la pleurésie. On connaissait déjà à l'époque sa capacité à réparer les peaux les plus abîmées. Cette huile, de couleur jaune, pénètre rapidement dans l'épiderme. Elle hydrate, assouplit, tonifie les peaux fragilisées et sensibles. Elle calme les irritations et démangeaisons de peau.

C'est pour ce seul et précieux usage qu'on se tourne vers elle aujourd'hui. Elle est l'huile par excellence des soins de beauté. Elle se décline en crèmes, shampooings, savons. Elle régénère la peau et retarde son vieillissement. Elle aide aussi les jeunes mamans : parfaite pour soulager gerçures et vergetures. Elle est généralement très bien tolérée, on l'utilise même pour masser les nouveau-nés. Elle sert de base à toutes les huiles cosmétiques préparées à la maison : il suffit de lui ajouter quelques gouttes d'huile essentielle.

COMPOSITION

L'huile d'amande douce se compose de 8 % d'acides gras saturés, 70 % d'acides gras monoinsaturés, 17 % d'acides gras polyinsaturés et vous fournit en vitamines A et E.

LAXATIF

Comme bien des huiles, l'huile d'amande douce peut être utilisée comme un laxatif. Nous n'avons pas l'habitude de déguster cette huile qui peut pourtant donner du tempérament à quelques plats.

Utilisation

Certains amandiers produisent des graines bien différentes : les amandes amères. Au contraire des précédentes, elles sont toxiques voire mortelles. Cependant, bien utilisées, c'est-à-dire à faible dose, elles entrent dans la composition de pâtisseries, et de la délicieuse liqueur d'amande amère portugaise.

Quant à l'amande en elle-même, elle est riche en vitamines E, B2, mais aussi en cuivre, magnésium ou manganèse. Faute d'huile d'amande douce, vous pouvez d'ailleurs préparer très simplement du beurre d'amande. Mondez les amandes après les avoir ébouillantées, puis mixez-les avec un petit peu d'eau jusqu'à obtenir une pâte que vous pourrez mouler au fond d'un ramequin. Le « beurre » obtenu se conserve au réfrigérateur. Il peut aussi bien entrer dans la composition d'un dessert que d'un masque pour le visage.

EXIT LES RIDES

Pour sembler plus jeune que son âge, Grand-mère a toujours plus d'un tour dans son sac… Elle a notamment recours à une préparation dont elle a le secret. Sa recette ? 125 ml d'huile d'amande douce, à laquelle elle ajoute 10 gouttes d'huile essentielle d'orange. Elle se masse le visage tous les soirs avec ce mélange bénéfique.

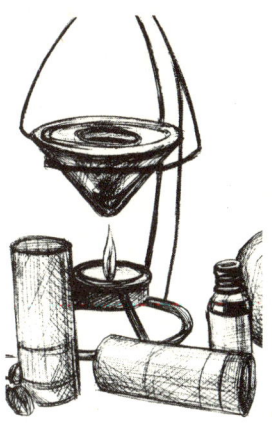

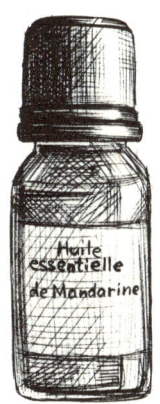

UNE PEAU LISSE

Pour raffermir l'épiderme et lisser durablement la peau, diluez 8 gouttes d'huile essentielle de mandarine dans 125 ml d'huile d'amande douce. Massez-vous ensuite délicatement le visage avec cette préparation. À renouveler 4 fois par semaine pour un résultat optimal.

EXIT LA MIGRAINE

Pour atténuer, voire éliminer rapidement un mal de tête, diluez quelques gouttes d'huile essentielle de rose dans un peu d'huile de support (type amande douce) et massez-vous délicatement le front, les tempes et la nuque avec cette préparation. Soulagement assuré.

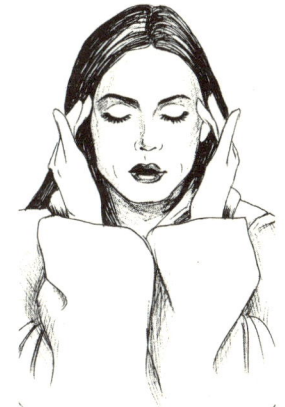

L'HUILE D'AMANDE DOUCE

Un démaquillant maison

Mélangez un volume de jus d'orange frais avec un volume de vaseline et un volume d'huile d'amande douce. Mélangez jusqu'à obtenir une lotion homogène. Secouez avant utilisation et appliquez matin et soir en guise de démaquillant pour le visage. Évitez tout de même les yeux, cela risquerait de piquer un peu.

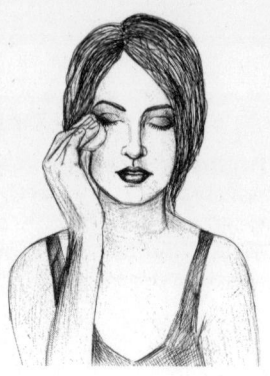

Soulager l'eczéma

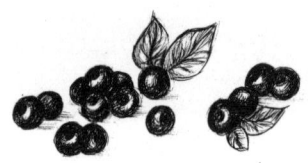

Pour calmer les démangeaisons et les irritations liées à l'eczéma, Grand-mère utilise des huiles à appliquer sur les lésions : huiles d'amande douce, d'onagre ou de bourrache. Si les démangeaisons sont fortes, brumisez de l'eau d'Évian, de fleur d'oranger ou de rose avant d'appliquer l'huile. Une fois la crise passée, pensez à hydrater très régulièrement la peau pour éviter de nouvelles poussées.

Masque au riz maison

Faites cuire du riz selon les indications notées sur l'emballage et gardez-en une petite partie pour la confection de votre masque. Écrasez-le et ajoutez-y un peu d'huile d'amande douce. Allongez-vous et appliquez le masque pendant 20 minutes (il tient difficilement sur la peau). Rincez à l'eau tiède : votre peau sera adoucie grâce à l'huile et les pores resserrés grâce à l'amidon contenu dans le riz.

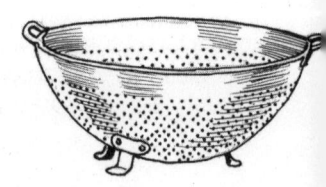

Un liniment sur-mesure

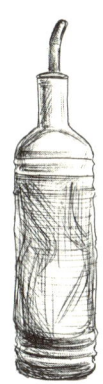

Le liniment se réalise à partir d'eau de chaux et d'huile végétale. Choisissez l'huile qui vous convient le mieux : l'huile d'olive nourrit, protège et assouplit la peau ; l'huile de noisette est conseillée pour les peaux grasses ; l'huile de jojoba, très grasse, convient à tout type de peau ; l'huile d'amande douce est recommandée pour les peaux délicates.

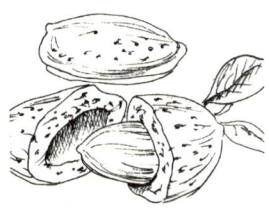

Apaiser de légères brûlures

Grand-mère faisait macérer 100 g de pétales de lis de la Madone qu'elle venait tout juste de cueillir dans 10 cl d'huile d'amande douce, et ce durant 15 jours. La lotion préparée, elle l'utilisait lorsqu'elle s'était fait de petites brûlures sur le visage : nettoyées, elles cicatrisaient également plus vite.

Démaquiller une peau sèche

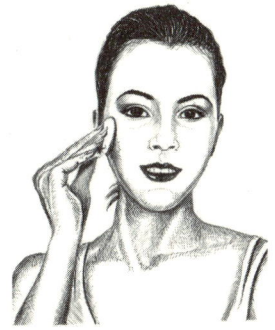

Si vous avez la peau sèche, démaquillez-vous le visage avec de l'huile d'amande douce. Elle nourrira votre peau par la même occasion. Vous pouvez la mélanger à parts égales avec de l'huile de sésame et de l'huile d'olive. Rincez-vous ensuite le visage avec de l'eau de rose.

L'HUILE D'AMANDE DOUCE

Baume pour cheveux abîmés

Après moult colorations et agressions dues au soleil, à la mer, à la piscine… vos cheveux s'en trouvent bien abîmés ! Nourrissez-les en leur faisant prendre un bain d'huile d'amande douce. Badigeonnez-en vos cheveux puis enroulez-vous autour de la tête une serviette chaude. Laissez agir une bonne heure, puis faites un shampooing doux.

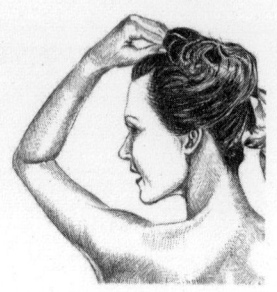

Baume pour cheveux secs

Vos cheveux sont rêches et cassants ? Vous avez donc besoin de les nourrir correctement : fabriquez un masque maison de grand-mère. Faites fondre au bain-marie 3 cuillères à soupe de miel et 3 cuillères à soupe d'huile d'amande douce. Hors du feu, ajoutez 3 cuillères à soupe de crème fraîche. Laissez agir 30 minutes avant de procéder au shampooing.

Contre les ongles trop durs

Il arrive que les ongles deviennent très durs, en particulier ceux des pieds. Ils sont ainsi assez difficiles à couper. Pour les ramollir, pensez à prendre régulièrement un bain de pieds bien chaud. Massez-les ensuite avec de l'huile d'amande douce. Leur coupe sera facilitée.

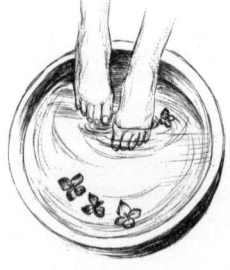

Apaiser les pieds exténués

Après une longue journée de marche, vos pieds sont fatigués et douloureux. Soulagez-les en leur faisant prendre un bain d'infusion de tilleul. Puis badigeonnez-les avec cette mixture : 2 gouttes d'huile essentielle de lavande diluées dans de l'huile d'amande douce. Un bon massage, et au lit !

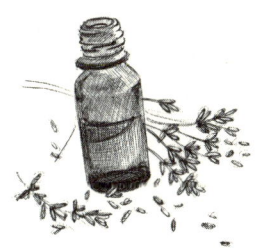

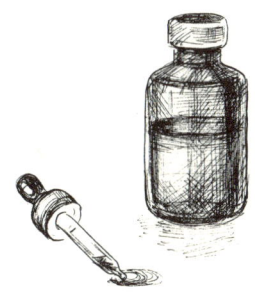

Contre les courbatures

Des courbatures peuvent faire leur apparition après une séance de sport intense, ou encore en cas de grippe ou de règles chez les femmes. Pour les atténuer, rien de tel qu'un petit massage avec une huile maison. Diluez dans 30 ml d'huile d'amande douce 3 gouttes d'huile essentielle de lavande et 3 de romarin.

Bien hydrater son corps

Les produits onéreux qui n'ont pas prouvé leur efficacité, cela ne vous intéresse pas. Il est facile de nourrir sa peau, simplement en vous massant avec de l'huile d'amande douce. Appliquez-la le matin, après votre toilette, puis séchez votre peau à l'aide de coton pour ne pas coller toute la journée.

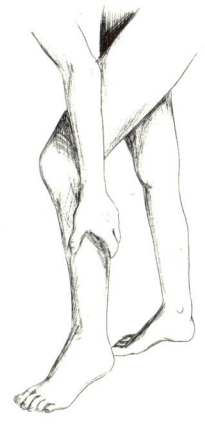

L'HUILE D'AMANDE DOUCE

DES JAMBES DOUCES APRÈS RASAGE

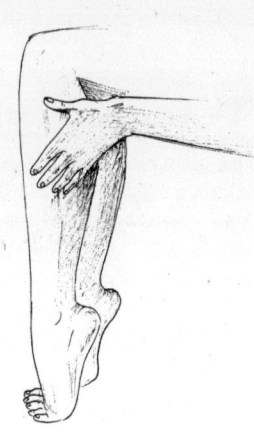

Vous êtes une adepte du rasage quotidien ? L'épilation, très peu pour vous. Le rasoir a tendance à abîmer et assécher la peau, c'est pourquoi il faut bien l'hydrater. Pour que vos jambes soient vraiment douces après les avoir rasées, massez-les avec de l'huile d'amande douce. Laissez agir 5 minutes puis rincez à l'eau claire.

UN SHAMPOOING AUX ŒUFS

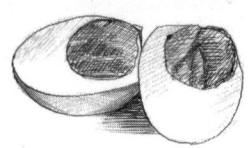

Vous pouvez fabriquer un shampooing aussi efficace que les shampooings du commerce en mélangeant un jaune d'œuf, une cuillère à soupe de vinaigre de cidre et une cuillère à soupe de rhum. Si vos cheveux sont longs, utilisez deux jaunes d'œufs et s'ils sont très secs, ajoutez une cuillère à café d'huile d'amande douce.

CONTRE L'ECZÉMA

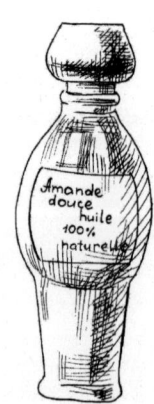

Les personnes qui en souffrent le savent bien : l'eczéma est coriace et l'on ne s'en débarrasse jamais vraiment. Grand-mère pensait que la sauge pouvait avoir de bons effets. Elle trempait une compresse dans une infusion de sauge et la posait sur la peau lésée. Elle conseillait de procéder de même avec de l'huile d'amande douce à laquelle elle ajoutait quelques gouttes d'huile essentielle de sauge.

DES CHAMPIGNONS SUR LES ONGLES

Pour éliminer les champignons qui altèrent l'aspect de vos ongles, vous pouvez réaliser ce vernis maison. Récupérez un flacon et pour 2 volumes d'huile d'amande douce, ajoutez 1 volume d'huile essentielle de clous de girofle et 1 volume d'huile essentielle d'arbre à thé. Matin et soir, passez ce mélange sur vos ongles avec un coton-tige.

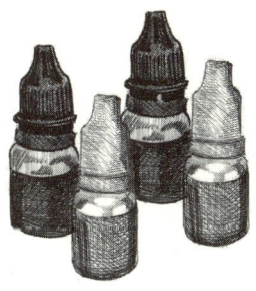

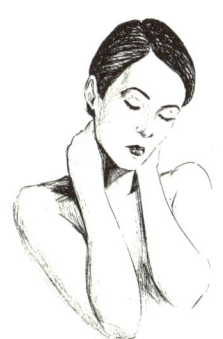

CHASSER RHUMATISMES ET DOULEURS ARTICULAIRES

Ajoutez quelques gouttes d'huile essentielle de lavande à un flacon d'huile d'amande douce. Remuez bien et utilisez le mélange en frictions quotidiennes, lorsque vos articulations vous font souffrir.

FAIRE PASSER UNE MIGRAINE

Si vous souffrez régulièrement de migraines, gardez toujours à portée de main un petit flacon d'huile d'amande douce à laquelle vous aurez ajouté quelques gouttes d'huile essentielle de lavande. Lorsque vous commencez à ressentir des maux de tête, massez-vous les tempes en légers mouvements circulaires avec cette huile. Réfugiez-vous dans un endroit sombre et calme.

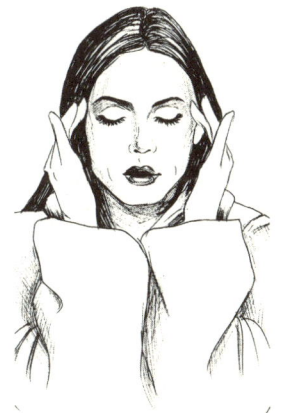

L'HUILE D'AMANDE DOUCE

SOIGNER UNE BRÛLURE

Après avoir passé la peau brûlée sous un filet d'eau froide, mélangez une cuillère à café d'huile d'amande douce et une cuillère à café d'eau de chaux dans un bol. Plongez dans ce mélange une compresse et appliquez-la sur la peau pendant quelques minutes.

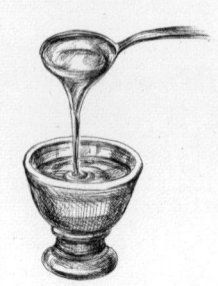

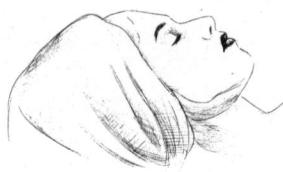

UN MASQUE COUP D'ÉCLAT

La douceur et la richesse du lait en poudre en font une très bonne base pour réaliser vos masques maison. Pour les recettes, donnez libre cours à votre imagination. En voici une : mélangez une cuillère à café de lait en poudre, une cuillère à café de miel, une cuillère à café d'huile d'amande douce et un trait de jus de citron.

UN GOMMAGE MAISON

Vous pouvez remplacer les gommages corporels du commerce par une poignée de gros sel mouillé d'une cuillère à soupe d'huile d'amande douce. Attention, ce gommage ne s'utilise pas sur le visage.

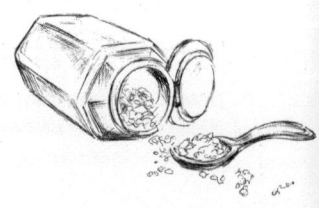

Des mains abîmées

Si le froid assèche vos mains, faites-leur un masque à la pomme de terre. Écrasez-en une bouillie et étalez-la sur vos mains. Conservez ce masque plusieurs heures : posez-le juste avant d'aller vous coucher et protégez vos mains avec une paire de chaussettes. Vous renforcerez le pouvoir hydratant de ce masque en y ajoutant 1 culllère à soupe d'huile d'amande douce.

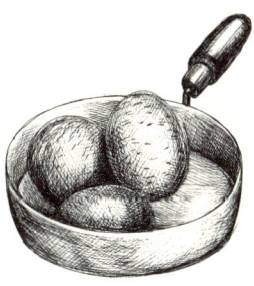

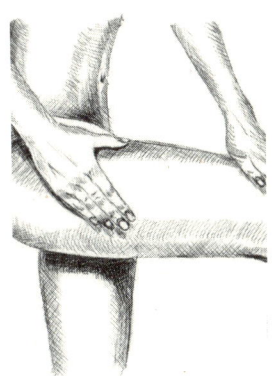

Anticellulite

Pour un usage quotidien, incorporez du marc de café à votre gel douche ou mélangez-le à de l'huile d'amande douce. Vous pouvez aussi fabriquer une pâte à base de café très fort, d'argile et de marc de café. Dans tous les cas, ce qui compte avant tout pour aider à chasser la cellulite est de bien masser les zones touchées et de faire ce soin le plus fréquemment possible.

Un savon sans savon

La glycérine entre dans la composition de nombreux savons. Vous pouvez l'utiliser pour réaliser un savon sans soude. Il suffit de faire fondre au bain-marie un morceau de pain de glycérine et d'y ajouter un trait d'huile d'amande douce, quelques gouttes de colorant ou d'une huile essentielle. Coulez votre préparation dans un moule en silicone et laissez refroidir.

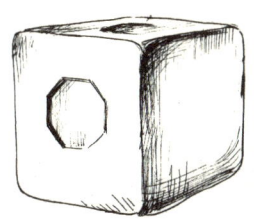

L'HUILE D'AMANDE DOUCE

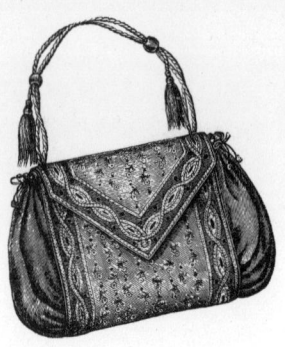

ENTRETENIR LA PEAU DE REPTILE

Il est vrai que les sacs en croco et les bottes revêtues de peau de serpent ne sont plus vraiment à la mode. S'il vous reste quelques accessoires vintage de ce type dans votre dressing, sachez que vous rendrez sa brillance à la peau de reptile en passant dessus un morceau de coton légèrement imbibé d'huile d'amande douce.

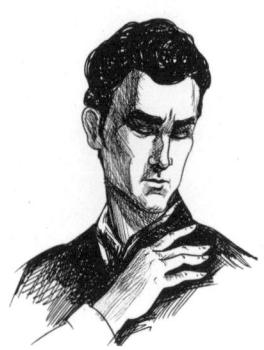

CONTRE LES PELLICULES

En complément de votre shampooing antipelliculaire habituel, posez, une fois par semaine, un peu d'huile d'amande douce sur votre cuir chevelu, frictionnez et laissez poser un quart d'heure avant de rincer et laver.

UN GOMMAGE À L'AMANDE

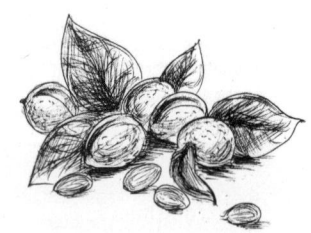

Voici un gommage suffisamment doux pour pouvoir être utilisé aussi bien sur le visage que sur le corps. Mélangez une cuillère à soupe de poudre d'amandes avec deux cuillères à café d'huile d'amande douce ou une cuillère à café d'huile et une cuillère à café de miel. Réalisez votre gommage comme d'habitude, en faisant de petits massages circulaires.

Un soin des lèvres

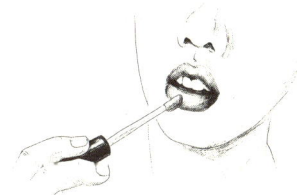

L'huile d'amande douce est aussi efficace qu'un stick à lèvres. Elle hydrate, laisse un film protecteur qui évite à la peau de se dessécher. Vous pouvez l'utiliser en traitement de fond, en enduisant vos lèvres avant d'aller vous coucher.

Un masque peau douce

Si votre peau est particulièrement sèche, écrasez un avocat bien mûr, ajoutez deux cuillères à café d'huile d'amande douce et mélangez bien. Laissez poser cette pommade sur le visage un quart d'heure avant de rincer. C'est un soin très gras, il peut donc être judicieux d'éviter de l'appliquer sur la zone T (milieu du front et nez).

L'atténuation des vergetures

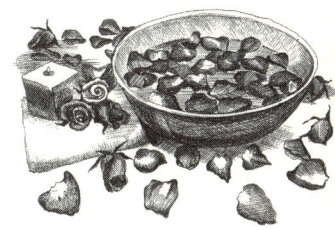

Après l'accouchement, vous pourrez passer à la phase de « traitement » des vergetures, en ajoutant à l'huile d'amande douce quelques gouttes d'huiles végétales ou d'huiles essentielles, déconseillées pendant la grossesse, mais à l'efficacité reconnue, comme la rose musquée ou le néroli.

L'huile d'olive

L'huile d'olive

L'huile d'olive est à la mode depuis plus d'une quinzaine d'années. Peut-être portée par le succès du régime crétois, elle est plébiscitée par les magazines féminins qui lui ont forgé l'image d'une graisse « saine ».

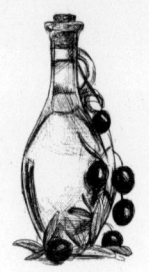

Il semble aujourd'hui admis que la consommation régulière d'huile d'olive aide à lutter contre certaines maladies cardio-vasculaires. Pour bénéficier de tous ses bienfaits, il est conseillé de consommer l'huile d'olive froide, en assaisonnement. Même si elle perd un peu en qualité lorsqu'elle est chauffée, l'huile d'olive se comporte très bien à la cuisson. Attention néanmoins à ne pas la porter au-delà de 210 °C, température à laquelle elle se détériore.

Bien que son goût soit déjà fort prononcé, l'huile d'olive se gorge de tous les parfums que l'on met en contact avec elle : basilic, ail, oignon… Elle peut d'ailleurs adoucir ces derniers, tout comme elle attendrit la viande.

C'est en broyant les olives entières, avec leur noyau, puis en pressant cette purée que l'on extirpe, de chaque kilogramme de matière, deux décilitres d'huile.

Production

Une huile d'olive pure portera sur sa bouteille la mention « huile vierge ». L'huile vierge dite « extra » est moins acide et plus goûteuse : c'est l'huile d'olive la plus fine. Beaucoup d'étiquettes mettent en avant une méthode d'extraction : la première pression à froid. Ce procédé très valorisé est en fait largement utilisé aujourd'hui.

L'huile d'olive de production française est protégée par plusieurs Appellations d'origine contrôlée ou protégée (AOC et AOP) : l'huile d'olive d'Aix-en-Provence, de Corse, de Haute-Provence, de Nice, de Nîmes, de Nyon, de la vallée des Baux de Provence.

Au-delà des labels, la qualité de l'huile d'olive se reconnaît aussi à sa fluidité et à sa brillance. En fonction des terroirs et de l'olive utilisée, les huiles peuvent avoir des parfums très différents et des couleurs variables, du jaune doré ou vert profond et transparent. Et l'éventail des prix est aussi large que celui des goûts !

> **CONSERVATION**
>
> Sa teneur en iode très basse permet à l'huile d'olive de mieux se conserver. Stockez-la de préférence au frais, à l'abri de la lumière. Consommez-la dans les deux ans après fabrication.

> **UN PEU D'HISTOIRE**
>
> Les Grecs et les Romains, à l'Antiquité, profitaient déjà des vertus de l'huile d'olive dans leur cuisine ainsi que dans les produits cosmétiques. Quant aux hébreux, ils s'en servaient pour allumer leurs chandeliers.

Huile de massage

Profitez des bienfaits d'un bon massage ! Il chassera les douleurs et la fatigue. Préparez cette huile : dans un pot hermétique, versez 3 cuillères à soupe d'huile d'olive, 1 cuillère à soupe d'huile d'amande douce et 1 goutte d'huile essentielle de lavande.

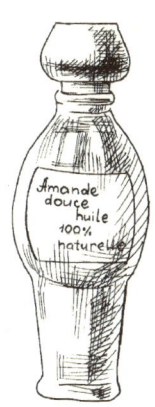

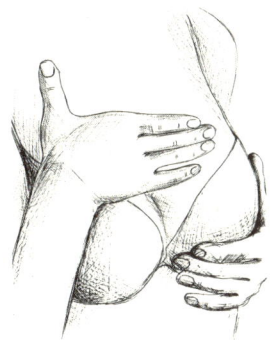

Des seins plus fermes

Faites macérer 10 g de serpolet, 10 g de géranium, 10 g de romarin et la moitié d'une orange en morceaux dans un mouchoir en tissu. Placez le tout dans un récipient. Arrosez de 30 cl d'huile d'olive. Fermez. Laissez une dizaine de jours. Enfin, étalez la mixture sur la poitrine par des massages légers. Laissez agir toute la nuit.

Crème de nuit hydratante

Avoir une peau soyeuse demande un minimum d'attention. Le soir, avant de vous coucher, n'oubliez pas de l'hydrater. Voici une recette de Mamie efficace : dans un pot, versez 4 cuillères à soupe de vinaigre de cidre, 4 d'eau distillée et 8 autres d'huile d'olive. Rajoutez un peu de farine et mélangez énergiquement jusqu'à obtenir une pâte homogène onctueuse. Votre soin est prêt, il ne vous reste plus qu'à l'appliquer.

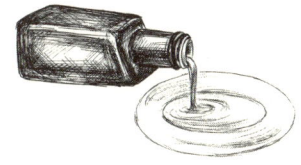

L'HUILE D'OLIVE

Mamelons irrités par l'allaitement

Si vous avez choisi d'allaiter votre enfant, vous avez sûrement le bout des seins irrités, présentant même parfois des crevasses. Le liniment oléocalcaire à base d'eau de chaux et d'huile d'olive, qui protège et adoucit la peau, s'avère efficace pour aider vos mamelons à cicatriser.

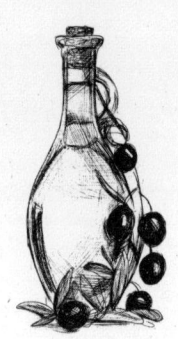

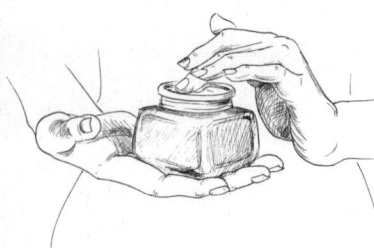

Contre l'eczéma

Les personnes sensibles à certains allergènes peuvent développer des allergies cutanées, comme l'eczéma. Du liniment oléocalcaire peut s'avérer efficace pour le soulager. Il est facile de le confectionner : mélangez de l'huile d'olive et de la chaux à parts égales. Puis apposez ce mélange sur les plaques d'eczéma.

Tonus et brillance des cheveux

Vos cheveux sont ternes ? Massez-les avec cette mixture de grand-mère : 2 cuillères à soupe d'huile d'olive additionnées à 2 cuillères à soupe de jus de citron et un jaune d'œuf. Laissez agir une dizaine de minutes puis rincez abondamment. Vos cheveux ont retrouvé leur éclat !

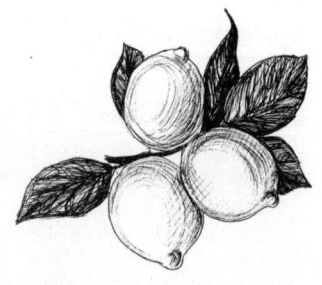

Antirides naturel

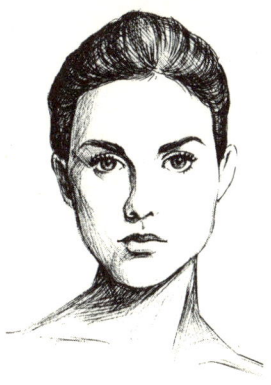

Vous commencez à voir apparaître de petites ridules au coin de vos yeux et de votre bouche… Avec l'âge, elles deviennent inévitables. Prévenez leur apparition et atténuez-les en vous massant le visage avec un peu d'huile d'olive additionnée de jus de citron. Répétez ce geste tous les soirs.

Autobronzant naturel

Faites infuser 30 cl de thé assez fort. Faites fondre au bain-marie 3 cuillères à soupe d'huile de noix de coco, 3 cuillères à soupe de beurre de cacao et 3 cuillères à soupe d'huile d'olive. Hors du feu, ajoutez le thé infusé. Mélangez et laissez refroidir. Votre autobronzant est prêt à l'emploi !

Soulager les mains rougies

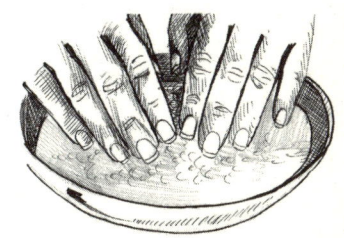

Les travaux ménagers, avec l'utilisation de produits toxiques, ou encore le froid abîment nos mains. Si vous n'avez pas pris l'habitude de mettre des gants, vos mains peuvent réagir et devenir rouges suite à ces irritations. Pour les apaiser, plongez-les un instant dans de l'eau chaude salée puis massez-les avec de l'huile d'olive.

L'HUILE D'OLIVE

CONTRE LES JAMBES LOURDES

Il arrive que vos jambes soient lourdes et enflées : ceci est dû à une mauvaise circulation sanguine. Massez-les avec cette préparation : 15 cl d'huile d'olive mélangés à 3 gouttes d'huile essentielle de cyprès et 2 gouttes d'huile essentielle de citron. Vos jambes seront soulagées et désenflées.

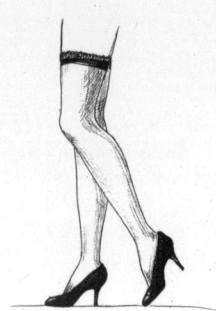

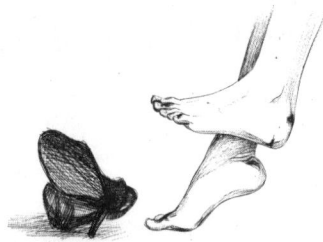

TALONS CORNÉS

Les pieds supportent tout le poids du corps et en font les frais ! Vos talons sont souvent cornés ? Le soir, massez-vous les pieds avec de l'huile d'olive et enfilez des chaussettes pour dormir. Au réveil, prenez un bain de pieds chaud. La corne sera ramollie et vous pourrez l'éliminer assez facilement.

RAFFERMIR LA POITRINE

Pour redonner fermeté et douceur à votre poitrine, un petit massage quotidien s'impose. Diluez quelques gouttes d'huile essentielle de mélisse dans de l'huile d'olive. Appliquez la préparation sur votre poitrine chaque soir puis massez-vous avec.

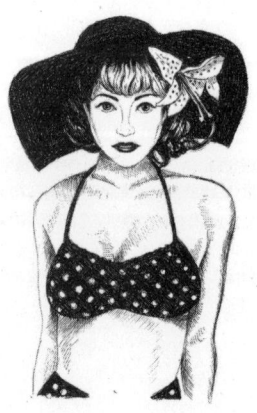

Éliminer la résine

Vous avez de la résine plein les doigts ? Impossible de la décoller. Même après plusieurs lavages, elle ne veut pas s'en aller ! Pour l'éliminer du premier coup, c'est très simple : lavez-vous les mains avec de l'huile d'olive. Rincez ensuite à l'eau claire, et le tour est joué.

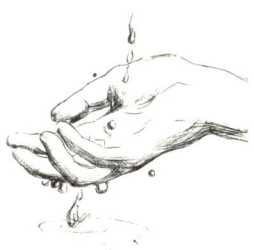

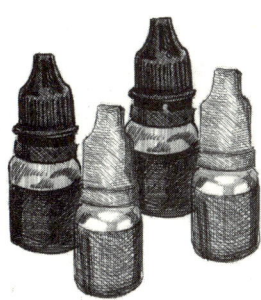

Gommage à la lavande

Réalisez un gommage corporel à la lavande : mélangez 6 cuillères à soupe d'huile d'olive à 2,5 ml d'huile essentielle de lavande. Ajoutez à ce mélange 12 sucres que vous aurez légèrement fait fondre au préalable (sans qu'il ne caramélise). Le gommage est prêt : vous n'avez plus qu'à vous masser !

Atténuer la couperose

Si vous souffrez de couperose, optez pour une lotion à la lavande. Allez cueillir des fleurs de lavande, il faut qu'elles soient bien fraîches. Ajoutez-en une poignée à 50 cl d'huile d'olive et faites chauffer le tout dans une casserole, à feu doux, durant 2 heures. Filtrez et laissez refroidir. Nettoyez les zones touchées avec cette préparation, le soir.

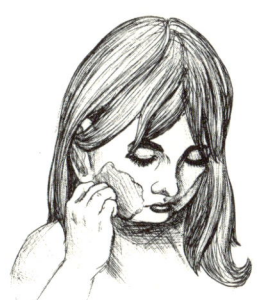

L'HUILE D'OLIVE

UN MASQUE NOURRISSANT POUR LES CHEVEUX

Ce soin est ultrasimple à réaliser : il suffit de diluer une cuillère à soupe de miel dans trois cuillères à soupe d'huile d'olive. Appliquez sur les cheveux en insistant sur les longueurs et les pointes. Laissez poser vingt minutes avant de faire un shampooing.

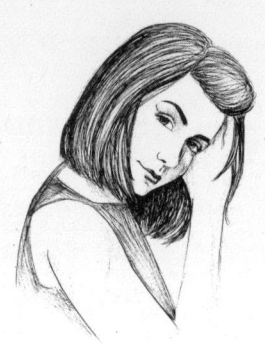

NETTOYER LES FESSES DE BÉBÉ

Mélangez, à parts égales, de l'huile d'olive bio première pression à froid et de l'eau de chaux. Le liniment oléocalcaire ainsi obtenu est idéal pour nettoyer les fesses de bébé à chaque change ; il leur évitera les irritations.

UN ESTOMAC LÉGER

Avant une soirée arrosée ou un grand repas, avalez 1 cuillère à café d'huile d'olive. Cela ne vous évitera peut-être pas une solide migraine. En revanche, l'huile tapissera votre estomac et vous épargnera les aigreurs du lendemain.

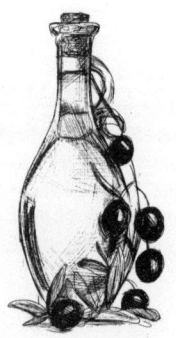

Pour la beauté des seins

L'huile d'olive contribuerait à préserver la beauté des seins. En effet, elle protège la peau fragile de votre décolleté des signes de vieillissement (ridules, relâchement). Faites légèrement tiédir un fond d'huile d'olive et mouillez-en quelques compresses que vous étendrez sur votre poitrine.

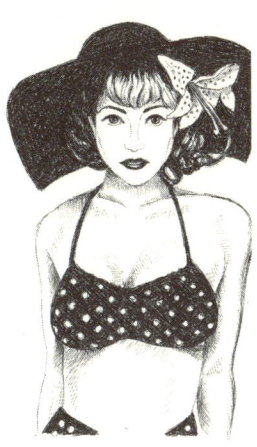

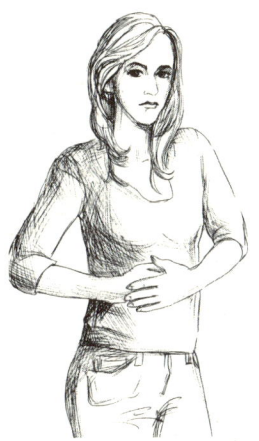

Contre la constipation

Pour mettre fin à un épisode de constipation, avalez, deux fois par jour, une cuillère à café d'huile d'olive jusqu'à disparition du symptôme.

Fortifier les ongles

Ne cherchez plus le soin miracle pour fortifier vos ongles, Mamie a la recette qu'il vous faut. Mélangez le jus de 2 citrons avec 1 cuillère à café d'huile d'olive. Appliquez cette préparation sur vos ongles en insistant sur les cuticules. Mettez ensuite des gants fins et laissez agir toute une nuit. Le lendemain, rincez à l'eau.

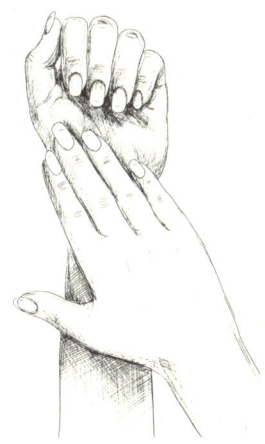

L'HUILE D'OLIVE

SIROP CONTRE LA TOUX

Si vous souhaitez confectionner vous-même votre sirop contre la toux, procurez-vous quatre citrons et 10 cl d'huile d'olive vierge. Mélangez le jus des citrons à l'huile d'olive, et ajoutez-y deux gouttes d'huile essentielle d'eucalyptus globulus. Conservez la préparation obtenue dans un flacon hermétique. Dès qu'une quinte de toux survient, buvez une cuillère à café de votre sirop. Attention : l'eucalyptus est contre-indiqué chez les enfants de moins de 3 ans et chez les femmes enceintes ou qui allaitent.

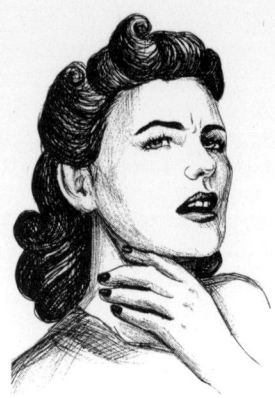

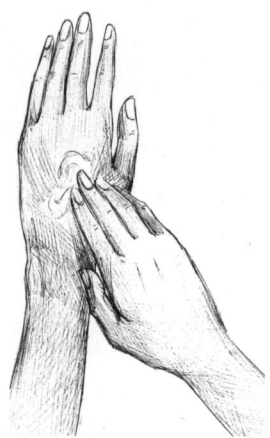

UN COUP DE FROID SUR LES MAINS

Pas de gants, ce bus qui n'arrivait pas… Vos mains ont pris un sacré coup de froid ! Pour les soulager, massez-les avec cette huile maison. Mélangez un peu d'huile d'olive avec 1 goutte d'huile essentielle de géranium et 1 goutte d'huile essentielle d'orange. Voilà qui devrait les réchauffer en douceur.

UNE CRÈME AMINCISSANTE MAISON

Versez un verre d'huile d'olive dans une casserole et ajoutez un demi-verre de gingembre râpé. Chauffez à feu doux durant une vingtaine de minutes, puis laissez refroidir. Appliquez sur le ventre, les fesses et les cuisses et recouvrez de film étirable. Idéal avant de faire du sport ou de partir pour une longue marche.

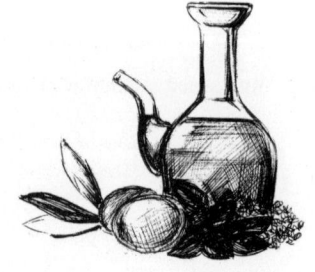

L'HUILE D'OLIVE CONTRE L'ASTHME

Vous souffrez d'asthme ? En période de crise, avant de vous coucher, imbibez un linge propre ou une compresse stérile d'huile d'olive. Déposez le cataplasme sur votre cou et recouvrez d'une étoffe en laine bien chaude (type écharpe). Répétez l'opération chaque soir durant 1 semaine. Ce remède ne vous dispense évidemment pas de votre traitement, ni de consulter un allergologue.

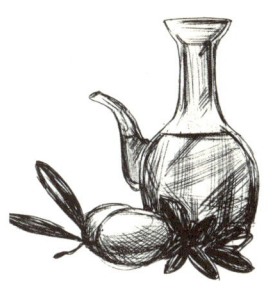

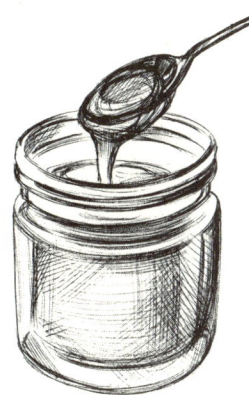

UN MASQUE ANTIRIDES MAISON

Mélangez un blanc d'œuf avec une cuillère à café de miel, une d'huile d'olive et une cuillère à soupe de thym moulu. Appliquez la pâte obtenue sur le visage et laissez poser 20 minutes. Rincez à l'eau tiède et appliquez un peu d'eau de rose. L'idéal au coucher ? Un peu d'huile d'argan pour compléter le soin.

SOULAGER LES JAMBES LOURDES

Très concentrée en flavonoïdes, la myrtille favorise une meilleure circulation sanguine. En cataplasme, elle fait des merveilles. Mixez 100 g de fruits avec une cuillère à soupe d'huile d'olive et enduisez vos jambes du mélange obtenu. Entourez d'un film étirable et laissez poser un quart d'heure. Rincez à l'eau froide.

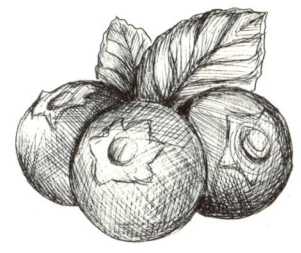

L'HUILE D'OLIVE

CONTRE LE MAL DE DENT

Une dent vous fait affreusement souffrir ? Pour vous soulager naturellement, mélangez 2 gouttes d'huile essentielle d'estragon avec 2 gouttes d'huile d'olive. Ensuite, à l'aide d'un Coton-Tige, appliquez cette préparation au creux de la dent douloureuse. Bien sûr, cela ne vous dispense pas d'une consultation chez le dentiste.

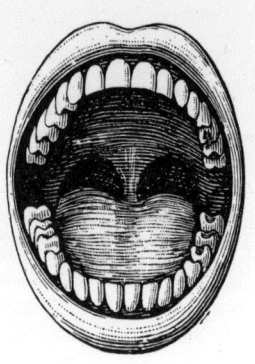

UNE CRÈME ANTICELLULITE MAISON

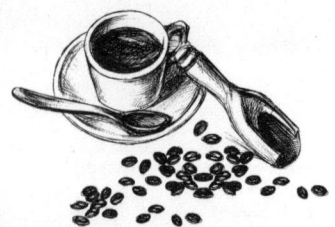

Mélangez un quart de tasse de moutures de café avec une cuillère à soupe d'huile d'olive jusqu'à obtenir une pâte homogène. Appliquez généreusement sur vos cuisses puis recouvrez de feuilles de papier journal. Enveloppez ensuite avec du film étirable. Laissez agir durant 15 minutes environ et rincez à l'eau tiède.

RAMOLLIR ET HYDRATER LES CUTICULES

Inutile de vous ruiner en produits spécifiques ! Pour assouplir et hydrater les cuticules avant une manucure, utilisez tout simplement de l'huile de cuisine, au choix tournesol, olive, noix... Massez vos mains et faites pénétrer au niveau des ongles. Facile, économique et naturel, que demander de plus ?

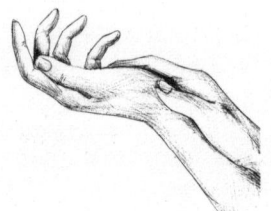

EXIT LES TALONS RUGUEUX

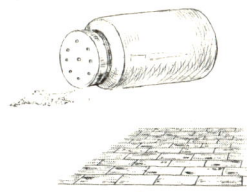

Pour adoucir les talons et leur donner un aspect moins rugueux, rien de tel qu'un bon massage gommant et hydratant à la fois. Pour cela, mélangez du sel de table fin avec de l'huile d'olive. Massez quelques minutes puis laissez agir durant une dizaine de minutes. Rincez abondamment à l'eau tiède.

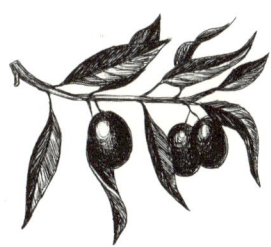

CONTRE UNE PETITE FIÈVRE

Il est préférable de connaître l'origine de la fièvre et de s'assurer qu'elle n'est pas le symptôme de quelque chose de plus grave... Pour tenter de la faire diminuer, préparez une décoction de feuilles d'olivier. Faites-les bouillir durant 10 minutes dans 1/2 litre d'eau. Passez et buvez 4 tasses dans la journée.

CALMER UNE BRÛLURE SUPERFICIELLE

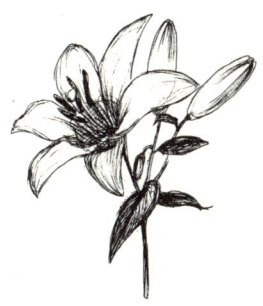

Pour soulager la douleur d'une brûlure, légère bien sûr, pensez à anticiper et à faire macérer des fleurs de lis dans de l'huile d'olive pendant une semaine. Gardez la solution au réfrigérateur et dégainez-la en cas de besoin. À appliquer avec une compresse posée quelques heures.

L'HUILE D'OLIVE

EXIT LES BALLONNEMENTS À CAUSE DES CRUDITÉS

Grand-mère conseillait d'arroser légèrement les crudités d'un mélange d'huile de colza et d'huile d'olive avant de les déguster. Selon elle, cela en facilitait la digestion, et leur donnait en plus un excellent goût !

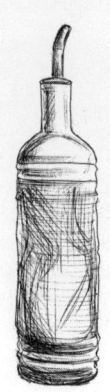

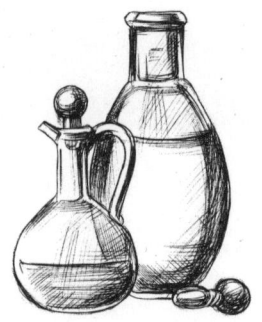

ARTICULATIONS DOULOUREUSES

Pour soulager ses articulations, Mamie massait au moins 15 minutes les zones concernées avec un mélange tiède d'huile d'olive et de jus de pamplemousse. Puis elle recouvrait le tout d'une bande pendant toute la nuit. Au réveil, elle buvait 1 verre d'eau tiède additionnée de miel.

FABRIQUER UN BAUME À LÈVRES

Mélangez au bain-marie 2 cuillères à café de cire d'abeille, 1 cuillère à café de jojoba, 1 d'huile d'olive et 1 d'huile d'argan. Appliquez cette mixture chaque fois que vos lèvres vous semblent sèches ou gercées. L'idéal ? Une couche épaisse avant de dormir : le lendemain, vos baisers auront une autre saveur...

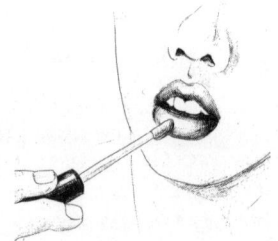

DE LA LAVANDE CONTRE LES BOUTONS

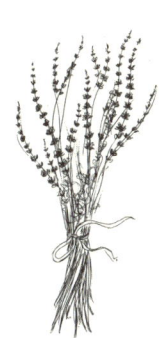

Le stress, un déséquilibre hormonal, l'alimentation… Et hop ! on concurrencerait presque l'ado de la maison. Pour éliminer ces quelques boutons disgracieux, mélangez une poignée de fleurs de lavande fraîches à un peu de crème fraîche et 2 cuillères à soupe d'huile d'olive. Laissez poser 20 minutes puis rincez.

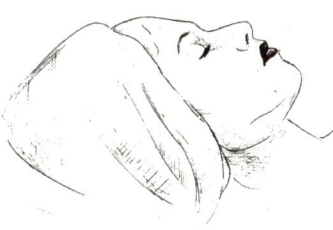

UN MASQUE ÉCLAT RAPIDE

1 jaune d'œuf battu mélangé à 3 bonnes cuillères à soupe d'huile d'olive : voilà un masque anti-teint terne simple, naturel et ultra-rapide à préparer. Posé sur le visage une fois par semaine, une vingtaine de minutes : fini la grise mine, votre peau retrouve éclat et tonus !

DES MAINS TOUTES DOUCES

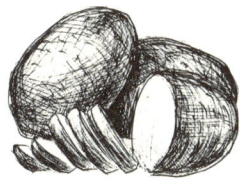

Mains sèches, abîmées ou irritées ont trouvé leur soin. Râpez une pomme de terre crue et mélangez-la dans un bol à 3 cuillères à soupe d'huile d'olive. Appliquez ensuite la pâte obtenue sur vos mains et laissez agir une petite quinzaine de minutes… Rincez et profitez de vos mains hydratées et nourries en profondeur.

L'HUILE D'OLIVE

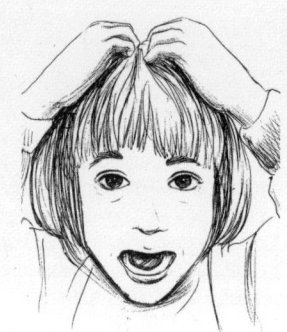

ÉLIMINER LES LENTES

La tête du petit dernier grouillait de poux et vous en êtes finalement venu à bout. Mais les lentes, elles, sont encore bien là… Pour les éliminer définitivement, Grand-mère avait un truc : l'huile de table (seul impératif, éviter l'huile d'olive). Elle en imprégnait la chevelure et laissait poser toute la nuit. Résultat assuré selon elle.

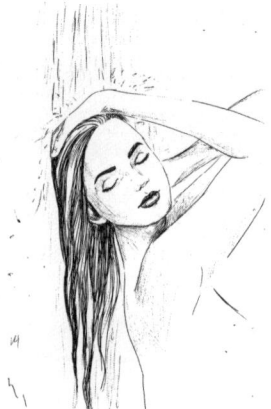

DES CHEVEUX ÉCLATANTS

Vos cheveux brillent par leur manque d'éclat et de tonus ? Essayez la mixture de Grand-mère : 1 jaune d'œuf, 1 cuillère à soupe d'huile d'olive et 1 cuillère à soupe d'eau-de-vie (ou alcool blanc à 70°). Massez le cuir chevelu avec cette préparation puis rincez abondamment. Résultat assuré.

ANTICELLULITE

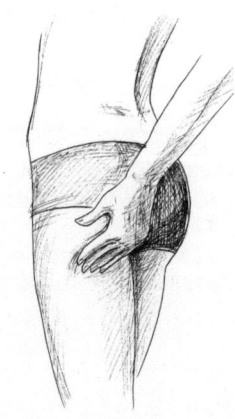

Même si la cellulite installée depuis longtemps ne peut s'en aller complètement, elle peut cependant se réduire facilement. Voici une lotion qui a fait ses preuves : mélangez 3 cuillères à soupe de vinaigre de cidre avec 2 cuillères à soupe d'huile d'olive et massez les zones envahies matin et soir. Votre peau sera plus ferme et plus lisse en prime !

CRÈME HYDRATANTE MAISON

Grand-mère connaît une crème hydratante parfaite pour les peaux sèches. Dans un récipient, mélangez 3 cuillères à soupe d'huile végétale de germe de blé, 3 d'huile d'olive et 3 autres d'huile de tournesol avec 4 jaunes d'œufs jusqu'à obtenir un mélange homogène. Rajoutez 3 cuillères à soupe de vinaigre de cidre. Votre crème est prête !

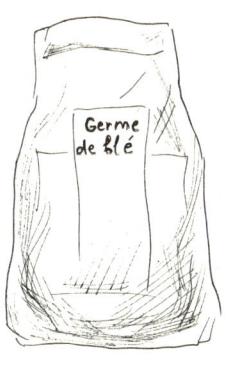

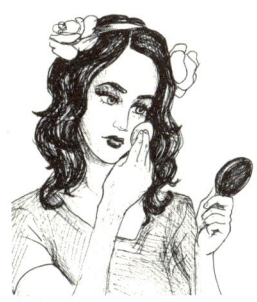

UN DÉMAQUILLANT D'APPOINT

Un peu d'huile d'olive sur du coton remplacera votre démaquillant habituel. Utilisez une huile d'olive bio de qualité. Cette solution peut être intéressante si votre lait démaquillant ne vient pas à bout d'un mascara waterproof. L'huile d'olive ne saurait être utilisée que de façon ponctuelle car sa texture et son parfum en font un produit peu agréable.

SOIN CAPILLAIRE HYDRATANT

Mélangez un jaune d'œuf et un demi-verre d'huile d'olive. Fouettez fermement et versez cette crème sur toute la longueur des cheveux, en évitant les racines. Laissez poser une heure, rincez et faites un ou deux shampooings selon votre nature de cheveux : ceux-ci seront bien hydratés, plus faciles à coiffer, et ils conserveront toute leur légèreté.

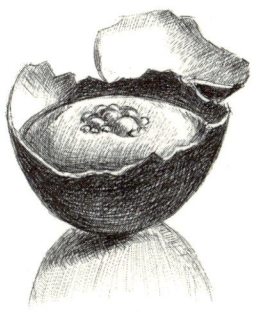

L'HUILE D'OLIVE

Soin bronzant à la carotte

Vous voulez avoir bonne mine mais craignez de vous transformer en véritable pastèque pour avoir mal dosé l'autobronzant ? Optez pour ce masque naturel : mélangez une carotte râpée très finement à un peu d'huile d'olive ou à quelques cuillères de yaourt. Appliquez sur le visage (en évitant les yeux), le cou et le décolleté et laissez reposer pendant une vingtaine de minutes.

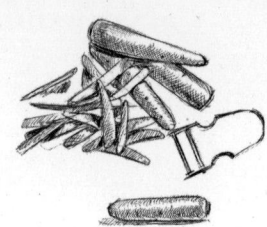

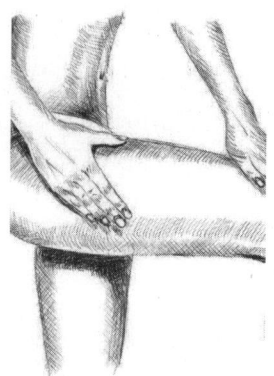

Massage anticellulite

La cellulite bien installée est presque impossible à déloger. Mais des massages réguliers peuvent la réduire. Ils seront encore plus efficaces si vous utilisez les propriétés de certaines plantes. Pour préparer votre huile de massage, prenez pour base une huile d'olive (15 ml). Ajoutez-y deux gouttes d'huiles essentielles de géranium, de cyprès, de lemon grass et de romarin.

Manucure sans vernis

Pas besoin de vernis pour avoir des ongles impeccables : faites-leur prendre un bain de jus de citron chaque semaine. Tout aussi efficace que le vernis, un polissoir quatre faces leur donnera un aspect lisse et brillant que vous pourrez parfaire par un bain de quelques secondes dans un peu d'huile d'olive réchauffée.

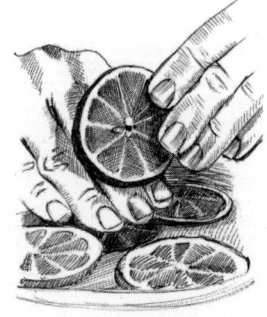

Démaquillant maison

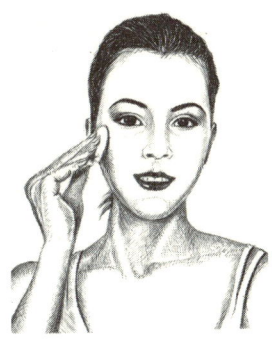

Moitié eau de chaux, moitié huile d'olive bio : mélangez ces 2 ingrédients pour obtenir du liniment oléo-calcaire. C'est un excellent démaquillant laissant la peau souple et hydratée. S'il n'est utilisé que par des adultes, vous pouvez y ajouter 2 gouttes d'huile essentielle. Il se conserve 1 mois mais se déphase rapidement : il faut le secouer à chaque utilisation.

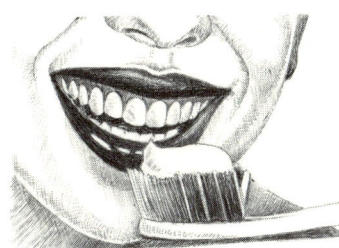

Dentifrice maison

Il existe de nombreuses recettes de dentifrice. En voici une, peu onéreuse : remplissez à moitié un pot d'argile verte ultra-ventilée, ajoutez de l'infusion de romarin et un trait d'huile d'olive pour former une crème onctueuse et terminez par quattre gouttes d'huile essentielle de menthe, pour une haleine bien fraîche.

Un masque hydratant

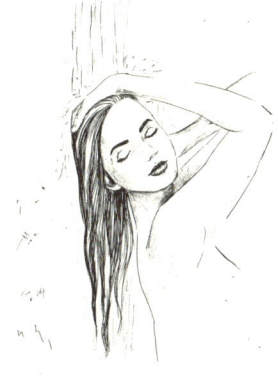

L'huile d'olive a un fort pouvoir hydratant. Pour soigner vos cheveux secs, enduisez les longueurs et les pointes d'huile d'olive. Rincez au bout de quinze minutes et faites un ou deux shampooings.

Le lait

Le lait

Sauf à vivre près d'une ferme, vous avez peu de chance de consommer un jour du lait cru. Dans les rayons de votre supermarché favori, vous trouverez plus volontiers du lait pasteurisé ou du lait stérilisé.

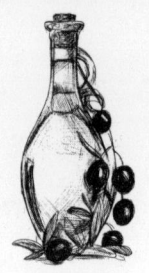

Le lait pasteurisé est chauffé à plus de 72 °C pendant une poignée de secondes. Le lait stérilisé, dit UHT pour « Ultra Haute Température », est quant à lui porté à plus de 140 °C. Il peut donc se conserver trois mois sous son emballage, contre une semaine pour le lait pasteurisé. Bien sûr, ces traitements par la chaleur ont aussi leurs détracteurs puisqu'ils détruisent aussi bien les « bonnes » que les mauvaises bactéries.

Le lait est une source essentielle de calcium et de vitamine D, aussi nécessaire à la croissance qu'à la prévention de l'ostéoporose. On reproche souvent au lait d'être indigeste. L'intolérance au lactose, un glucide présent dans le lait, peut en effet occasionner une perturbation douloureuse du transit. Des laits appauvris en lactose ont été mis au point pour pallier ce problème.

Lequel choisir ?

En fonction du taux de matières grasses qu'il contient, le lait se classe en trois catégories. Il est entier lorsqu'il contient plus de 36 g de matières grasses par litre. Il est demi-écrémé quand il offre de 15,45 à 18,45 g de matières grasses et écrémé lorsqu'il se limite à 3,09 g. Si la signalétique ne vous paraît pas suffisamment claire, sachez qu'un code couleur a été mis en place : selon que le lait est entier, demi-écrémé ou écrémé, son emballage sera rouge, bleu ou vert.

Le lait peut rendre une foule de petits services en cuisine : il sait attendrir la viande, dessaler le poisson. Nos grands-mères avaient plus d'une astuce dans leur sac et gardaient toujours une bouteille de lait à portée de main. Saviez-vous que l'on peut faire du lait sans lait ? Et remplacer la colle par une fine couche de lait, ou encore rafraîchir rapidement son teint lorsqu'on n'a plus de maquillage sous la main…

> **VOIE LACTÉE**
>
> Le lait a son importance dans la mythologie grecque. Il est signe de richesse, d'abondance et de maternité. Une giclée de lait aurait jailli du sein d'Hera lorsqu'elle allaitait Hercule : ainsi se forma la Voie lactée.

> **LAIT DE POULE**
>
> Non, le lait de poule ne provient pas de la poule… C'est une boisson à base de lait, de crème, de sucre et de jaune d'œuf, parfumée à la cannelle ou à la muscade. La version traditionnelle est alcoolisée.

Un bain câlin à partager

Mélangez 3 cuillères à soupe de lait en poudre, 1 goutte d'huile essentielle d'ylang-ylang, 1 goutte d'huile essentielle de géranium et 1 goutte d'huile essentielle de lavande. Ajoutez à l'eau d'un bain tiède, plongez-y à deux pendant une vingtaine de minutes et écoutez vos sens…

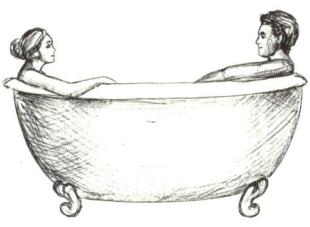

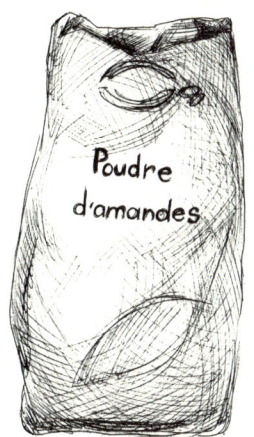

Un bain hydratant

Chouchoutez votre peau en l'hydratant généreusement. Mélangez un litre de lait chaud avec 4 cuillères à soupe de miel et 2 cuillères à soupe de poudre d'amandes. Versez cette préparation dans votre bain. Après 20 minutes, votre peau sera intensément nourrie et satinée à souhait !

Soulager la turista

À l'étranger, lorsque la turista vous joue des tours, faites chauffer un peu de lait et ajoutez-y une petite touche de cannelle en poudre une fois qu'il sera tiède. Buvez une tasse de cette préparation, peu enthousiasmante mais terriblement efficace, et renouvelez une fois si nécessaire.

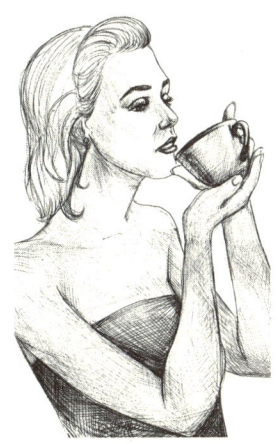

LE LAIT

BAIN TONIFIANT

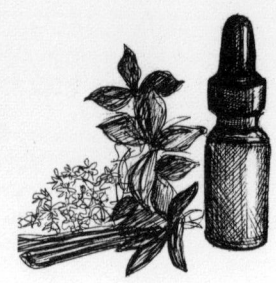

Une petite baisse de forme ? Faites le plein de tonus dans votre baignoire ! Diluez dans un bol d'eau tiède 3 cuillères à soupe de lait entier en poudre additionnées de 6 gouttes d'huile essentielle de thym, de menthe, de romarin, ou de bergamote. C'est au choix. Versez dans l'eau à 34 °C de votre bain. Rincez-vous à l'eau froide !

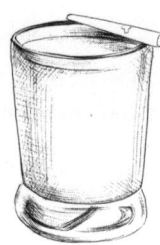

S'ENDORMIR SANS DIFFICULTÉS

Le stress, les soucis ou même une trop grande fatigue parfois peuvent perturber l'endormissement. On se tourne, se retourne dans le lit, mais rien n'y fait, impossible de rencontrer Morphée. Essayez ce breuvage diablement efficace : un lait de poule, à base de lait chaud, jaune d'œuf, cannelle et fleurs d'oranger.

ENLEVER UNE ÉCHARDE

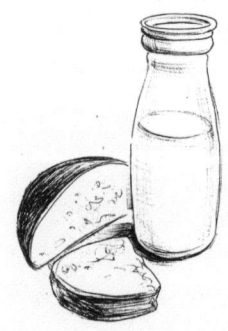

Si elle est petite ou quasiment invisible à l'œil nu, une écharde est presque impossible à enlever avec une pince à épiler. Que faire alors ? La laisser ? Certainement pas, même en désinfectant la plaie, vous risqueriez des complications. Mamie avait un drôle de remède que vous pouvez toujours essayer : elle appliquait un cataplasme de mie de pain et de lait sur la zone où se trouvait l'écharde et, selon elle, après quelques heures, elle sortait comme par miracle.

CALMER LES DOULEURS LIÉES À L'ARTHROSE

Que diriez-vous de profiter des bienfaits d'un bain pour soulager la douleur en douceur ? Pour cela, délayez 5 gouttes d'huile essentielle de genévrier dans 3 cuillères à soupe de lait. Versez cette préparation dans le bain et immergez-vous durant une bonne quinzaine de minutes…

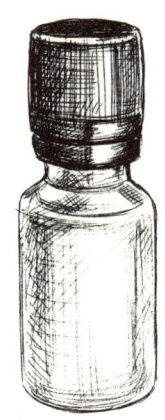

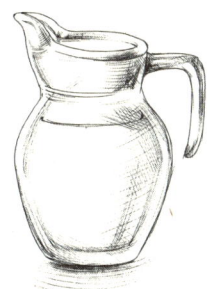

DU LAIT CONTRE L'ECZÉMA !

En cas de crise et même si cela vous semble insurmontable, ne vous grattez surtout pas ! Pour vous soulager et diminuer considérablement la sensation de démangeaison, appliquez plutôt un gant trempé dans du lait glacé sur la zone irritée. Et évitez les bains trop chauds et les douches à rallonge…

SOULAGER LES BRÛLURES D'ESTOMAC

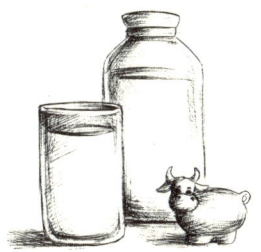

Très fréquentes chez les femmes enceintes, les brûlures d'estomac et remontées acides, en plus d'être douloureuses, ont tendance à gâcher les repas, mais aussi les nuits. Si vous ne pouvez prendre de médicament, buvez tout simplement un verre de lait tiède. Cela devrait vous soulager rapidement.

Le lait

Lutter contre l'insomnie

Si vous souffrez de difficultés pour rejoindre les bras de Morphée, buvez simplement un petit verre de lait chaud avec une cuillerée de miel 1 heure avant le coucher pour un endormissement tout en douceur. L'idéal ? Du miel de lavande.

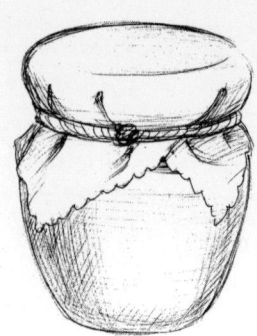

Limiter la cellulite

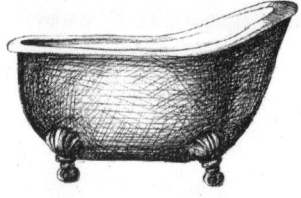

La plupart des femmes sont touchées par la cellulite. Il est difficile de la faire disparaître mais, en prévention, utilisez cette décoction : 500 grammes de fleurs de boutons-d'or séchées à faire bouillir dans 1 litre d'eau. Filtrez et versez dans votre bain en même temps que 10 gouttes de lait, 10 gouttes d'huile essentielle de sauge et 10 gouttes de sarriette. N'y restez pas plus de 15 minutes.

Baume hydratant

Voici comment réaliser votre baume corporel hydratant à moindre coût : faites chauffer 1 litre de lait et ajoutez-y 20 g de poudre d'amandes ainsi que 5 cuillères à soupe de miel. Remuez la préparation puis versez-la dans l'eau de votre bain. Plongez-y une vingtaine de minutes, vous en ressortirez la peau douce et nourrie.

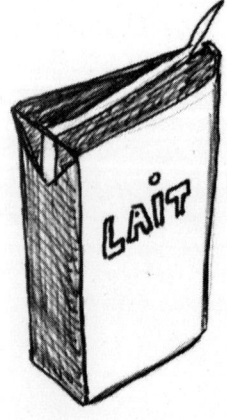

Soigner le rhume

Contre le rhume, du repos, et un bon remède de nos grands-mères ! Faites infuser une grosse pincée de feuilles de sauge dans du lait bouillant pendant 5 minutes. Filtrez et buvez bien chaud : cela vous apaisera et aidera à chasser les vilains microbes.

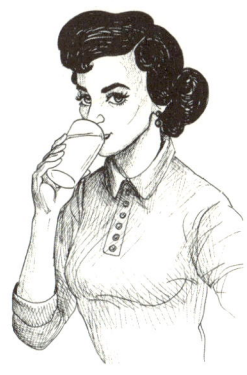

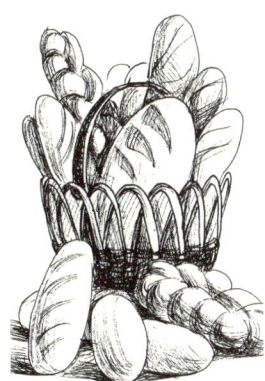

Après un repas trop épicé

Vous dînez dans un restaurant indien et le curry que l'on vous apporte est bien trop épicé à votre goût. Dans ces cas-là, les convives suggèrent souvent de boire un verre d'eau qui n'aura en fait qu'un effet très limité. Pour apaiser la sensation de brûlure, il faut consommer soit du pain, soit un produit laitier (un verre de lait ou un yaourt).

Anticernes minute

Votre pot d'anticernes est vide ? Pas de panique : si vous avez un peu de temps devant vous, vous pouvez atténuer vos cernes en plaçant sous chaque œil une compresse imbibée de lait écrémé. Laissez reposer pendant un bon quart d'heure pour une plus grande efficacité.

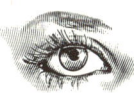

La lavande

La lavande

Les champs de lavande, avec leurs longs sillons violacés s'étendant à perte de vue, sont indissociables de l'image de la Provence. Le parfum et les qualités apaisantes et antibactériennes de la lavande la rendent fort utile.

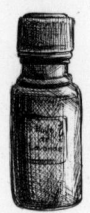

Il existe deux principales variétés : la lavande vraie, aussi appelée *Lavandula augustifolia* ou *Officinalis*, et la lavande aspic ou *Lavandula latifolia spica*.

On confond parfois lavande et lavandin : le second est en fait un hybride né des deux lavandes précédemment citées, à fleurs plus grosses et qui permet d'obtenir davantage d'huile essentielle. Pour cette raison, le lavandin a supplanté la lavande dans la fabrication de nombreux produits industriels (nettoyants parfumés, savons…).

La lavande est une plante apaisante qui aide notamment à calmer l'anxiété, à retrouver le sommeil et à soulager les migraines. Elle possède des propriétés antiseptiques, bactéricides et désinfectantes. Elle traite, ou accompagne le traitement, de toute une palette d'affections cutanées, de l'acné au bouton de fièvre, en passant par les brûlures légères et l'eczéma.

> ### Un peu d'histoire
> La lavande était autrefois déjà utilisée par les Romains : ils s'en servaient pour parfumer leur bain et conserver le linge. Au Moyen Âge, elle était utilisée pour la confection de médicaments.

Huile essentielle

Outre son parfum entêtant capable d'imprégner une pièce pendant une bonne semaine, la lavande a des propriétés bactéricides. Ces deux qualités font qu'elle gagne à être utilisée dans l'entretien de la maison.

Pour tous ces usages, on utilisera l'huile essentielle de lavande. Son prix, comme toujours avec les huiles essentielles, est plutôt élevé, mais devient tout relatif si l'on considère qu'il faut plus de 100 kg de fleurs et de tiges pour obtenir un tout petit litre d'élixir doré et que la récolte se fait parfois à la main. Les petits budgets, à condition de faire preuve de patience, pourront se fabriquer une huile de lavande maison, en laissant macérer une bonne poignée de fleurs dans un bocal d'huile végétale, pendant plusieurs semaines. Bien sûr, le produit obtenu est infiniment moins concentré que l'huile essentielle, mais il est aussi directement utilisable sur la peau après filtration.

> ### Floraison
> Vous pourrez récolter la lavande de fin juin à août. La lavande aspic est sauvage, mais les autres espèces sont généralement cultivées. Pour obtenir un arôme parfait, il faut récolter les brins juste avant l'ouverture des fleurs.

Un désinfectant naturel

Profitez des vertus antiseptiques du citron pour confectionner votre propre désinfectant. Récupérez le jus d'un agrume et enlevez soigneusement toute la pulpe. Ajoutez 6 gouttes d'huile essentielle de lavande puis filtrez. Transvasez cette lotion dans un flacon hermétique. Votre antiseptique est prêt : conservez-le deux jours au maximum dans votre réfrigérateur.

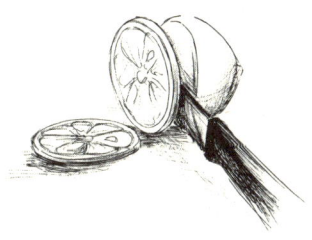

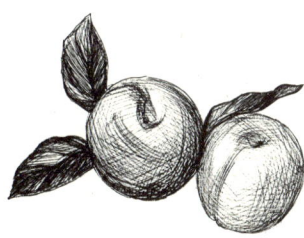

Un masque pour les peaux sensibles

Chouchoutez votre peau ! Pollution, vent, froid, elle en voit de toutes les couleurs et devient plus sensible aux agressions. Écrasez la pulpe de 2 abricots avec 1 cuillère à café de miel de lavande. Mélangez jusqu'à obtention d'une pâte crémeuse. Appliquez sur le visage et laissez poser 10 minutes avant de rincer.

Exit les peaux mortes

Faites peau neuve grâce à ce peeling maison. Mélangez trois cuillères à soupe de son d'amande avec de l'eau de rose, jusqu'à obtenir une pâte homogène. Ajoutez une goutte d'huile essentielle de mandarine, une de lavande et une de géranium. Appliquez en évitant les contours des yeux. Laissez agir et rincez en mouvements circulaires.

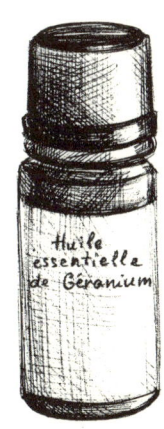

LA LAVANDE

RECETTE D'UNE CRÈME POUR LES MAINS

Râper une bougie blanche. Mélangez 1 bonne cuillère à café des copeaux obtenus avec 3 cuillères à café d'huile d'amande douce, 3 d'eau de rose et 3 de glycérine. Enfin, ajoutez 5 gouttes d'huile essentielle de lavande. Laissez dissoudre le tout au bain-marie. Versez dans un pot adéquat et laissez refroidir.

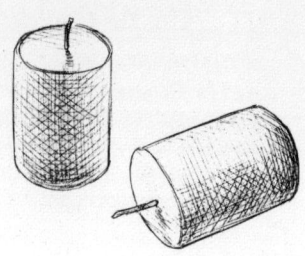

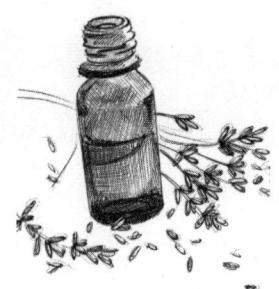

SOULAGER LES REMONTÉES ACIDES

Grand-mère se glissait dans un bon bain chaud dans lequel elle avait préalablement versé quelques gouttes d'huile essentielle de lavande vraie (aussi appelée lavande fine) diluées dans un peu d'huile d'amande douce. Grand-mère pensait que la lavande possédait de nombreuses propriétés, dont des vertus calmantes et antidouleur.

SOULAGER UNE BRÛLURE BÉNIGNE

Pour calmer illico et de manière naturelle une légère brûlure, versez simplement 2 gouttes d'huile essentielle de lavande diluées dans une cuillère à soupe d'eau sur une gaze stérile ou, à défaut, sur du coton. Appliquez-la ensuite sur la zone concernée sans frotter ni trop appuyer.

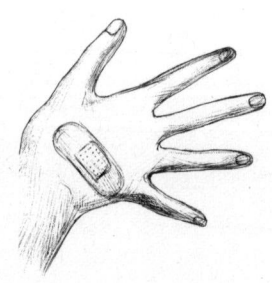

CONTRE LE MAL DE TÊTE

Trop de travail, trop de cris : fatigue et stress peuvent provoquer des maux de tête. Si à la fin de la journée, vous n'en pouvez plus, détendez-vous le temps d'un cataplasme avec 1 goutte d'huile essentielle de menthe poivrée et 1 goutte d'huile essentielle de lavande officinale que vous laisserez poser une bonne trentaine de minutes sur votre front. À faire si possible au calme et dans l'obscurité.

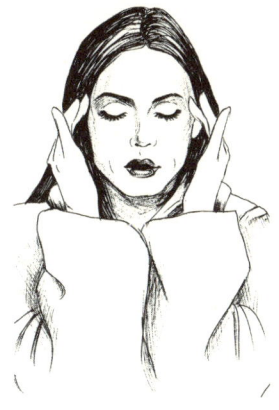

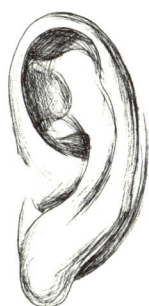

SOULAGER LE MAL AUX OREILLES

Une otite ? Il faut une prise en charge rapide et obligatoire, surtout chez les plus jeunes (les plus touchés), car les otites à répétition peuvent avoir des conséquences sur l'audition. Néanmoins, et avant la consultation, vous soulagerez la douleur en posant sur l'oreille douloureuse un gant de toilette dans lequel vous aurez mis 1 oignon cru haché additionné de 1 goutte d'huile essentielle de lavande.

MASSAGE POUR LES JAMBES LOURDES

Quoi de mieux après une séance de shopping qu'un massage pour soulager les jambes endolories par des piétinements incessants ? Mélangez 50 millilitres d'huile d'amande douce avec 5 gouttes d'huile essentielle de lavande et 5 gouttes d'huile essentielle de cyprès. Puis massez vos jambes, toujours de bas en haut. Ou, mieux, faites-vous masser.

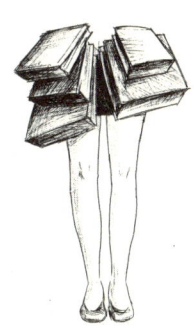

La lavande

La chasse aux poux

Si vous êtes adepte des huiles essentielles, voici une recette radicale pour éradiquer les poux de vos chères têtes blondes… À l'aide d'un compte-gouttes, mélangez 4 gouttes de lavande, 4 de romarin, 4 d'eucalyptus et 4 d'origan dans le flacon de votre shampooing ordinaire. À utiliser tous les jours !

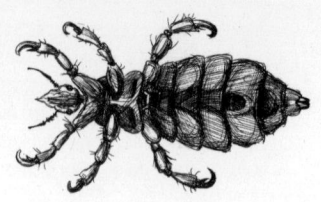

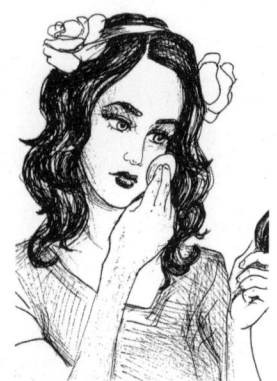

Lotion pour les peaux grasses

Si votre peau a tendance à avoir un aspect huileux, suivez les conseils de Mamie. Matin et soir, nettoyez-vous le visage avec une lotion contenant 1 verre de vinaigre de lavande et 8 verres d'eau. Votre peau retrouvera tout son éclat !

Un tonique naturel

Vous avez peu dormi la nuit dernière ? Chassez les marques de fatigue présentes sur votre visage avec un tonique au vinaigre de lavande. Diluez-en 1 cuillère à soupe dans un verre d'eau et nettoyez votre peau avec. Un passage suffit pour vous redonner bonne mine.

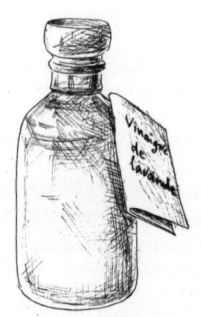

Chute de cheveux

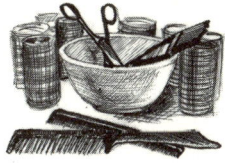

Vous en avez assez de perdre vos cheveux ? Donnez-leur un peu de tonus ! Mélangez de l'huile d'amande, quelques graines de fenugrec, quelques clous de girofle et une poignée de fleurs de lavande. Laissez macérer deux semaines puis filtrez. Appliquez sur vos cheveux et laissez agir 30 minutes, avant le shampooing.

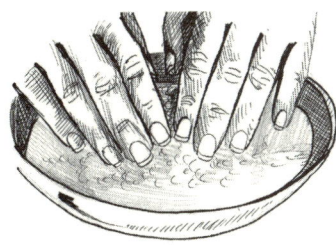

Cuticules des ongles

Pour prendre bien soin des cuticules de vos ongles, il ne faut surtout pas les couper ! Trempez vos doigts deux fois par semaine dans de l'huile de jojoba additionnée de quelques gouttes d'huile essentielle de lavande. Cela les rendra plus souples. Poussez-les ensuite à l'aide d'un bâtonnet.

Mycose des ongles

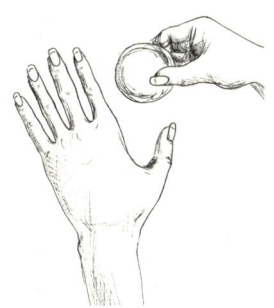

Les mycoses des ongles sont assez contraignantes et difficiles à faire partir. D'autant plus que les traitements ne sont pas toujours efficaces. Essayez ce remède naturel : frictionnez les ongles touchés avec de l'huile essentielle de lavande, matin et soir. Cela peut prendre du temps avant de porter ses fruits.

La lavande

Lutter contre les acariens

L'huile essentielle de lavande a des propriétés parasiticides et antibactériennes. Associez-la à de l'huile essentielle de tea-tree et de citron, à raison de 20 gouttes chacune, et mettez ce mélange dans un vaporisateur avec 75 cl d'eau. Utilisez-le dans toute la maison en prévention des maladies causées par les acariens.

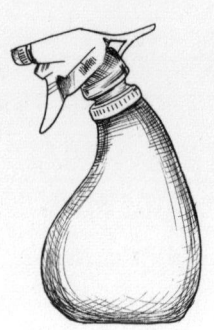

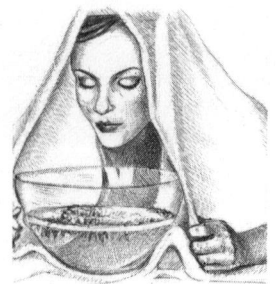

Sauna anti points noirs

Assez de ces points noirs incrustés sur votre visage ! Faites bouillir 1 litre d'eau et versez-y quelques gouttes d'huile essentielle de lavande. Versez le tout dans un récipient et placez votre tête au-dessus de ce dernier. Fermez bien vos yeux et recouvrez votre tête à l'aide d'une serviette.

Lutter contre la sinusite

Vous viendrez à bout de votre sinusite en faisant des inhalations. Faites bouillir de l'eau dans laquelle vous verserez le jus de 2 citrons, quelques gouttes d'huile essentielle de lavande, une pincée de poivre et une de gros sel. Versez cette mixture dans un bol et placez votre tête au-dessus, recouverte d'une serviette.

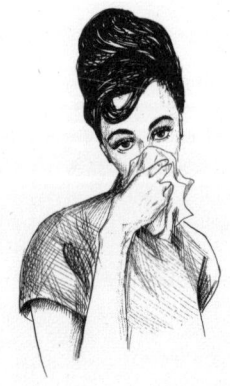

BAIN DE PIEDS

Vous avez passé la journée à marcher, et vos pieds sont plus que fatigués. Avec la chaleur, ils ont tendance à enfler et chauffer, ainsi qu'à beaucoup transpirer. Offrez-leur un bon bain relaxant en ajoutant à votre eau tiède un peu de fleurs de lavande.

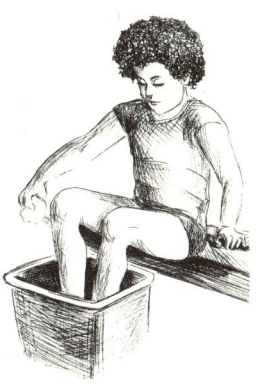

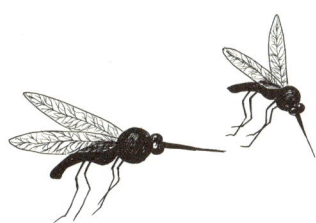

ANTIMOUSTIQUES

Si vous en avez assez de vous faire piquer pas les moustiques tout l'été, optez pour la lavande ! Faites-en pousser dans vos allées et sur vos balcons. Vaporisez également de l'essence de lavande sur vos ampoules : quand vous les allumerez, l'essence se dégagera.

UN TONIQUE POUR PEAUX GRASSES

Versez deux cuillères à café d'huile essentielle de lavande dans un litre de vinaigre de cidre ou laissez macérer une poignée de fleurs de lavande, pendant deux semaines, dans un bocal rempli de vinaigre blanc, avant de filtrer. Versez, dans un demi-verre d'eau, un petit trait de ce vinaigre de lavande et utilisez-le comme un tonique.

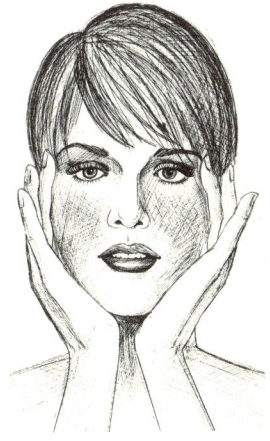

La lavande

Contre la fatigue et le stress

Si vous vous sentez tendu, faites-vous couler un bon bain chaud auquel vous ajouterez quelques gouttes d'huile de lavande ou une infusion de lavande.

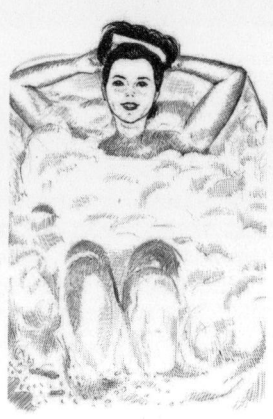

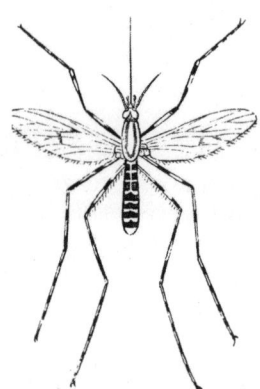

Une piqûre d'insecte

Vous calmerez les picotements et irritations qui suivent une piqûre d'insecte, en appliquant sur la peau une goutte d'huile essentielle de lavande et une goutte d'huile essentielle d'arbre à thé. Massez bien pour que les produits pénètrent.

Les maux de gorge

Voici un remède de grand-mère plein de douceur : lorsque vous commencez à avoir mal à la gorge, croquez un sucre sur lequel vous aurez versé une goutte d'huile essentielle de lavande bio.

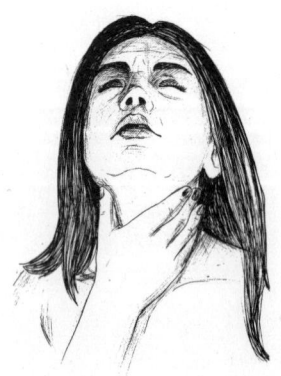

DES CICATRICES D'ACNÉ

Vous pouvez estomper légèrement les marques d'acné en vous exposant régulièrement aux vapeurs de lavande. Faites bouillir de l'eau et versez-la dans un bol avec quelques gouttes d'huile essentielle de lavande. Penchez-vous au-dessus pendant cinq minutes.

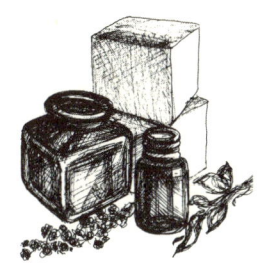

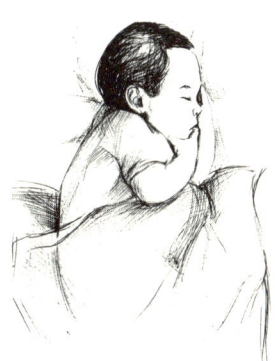

ANTIPOU

Pour éviter que vos enfants n'attrapent des poux, ajoutez à leur flacon de shampooing quatre ou cinq gouttes d'huile essentielle de lavande. En période d'épidémie, mettez-leur chaque matin une goutte d'huile essentielle de lavande derrière les oreilles.

BAIN RELAXANT

La lavande a des propriétés déstressantes. Après une rude journée, faites-vous couler un grand bain chaud et ajoutez-y 10 à 15 gouttes d'huile essentielle de lavande mélangées à une cuillère à soupe d'huile végétale..

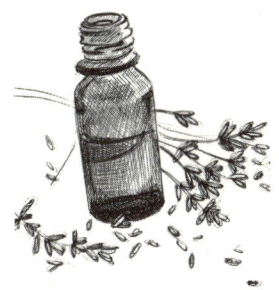

La menthe

La menthe

La menthe a déjà conquis plus d'un amateur de thé. Outre ses vertus aromatiques, c'est une plante médicinale incontournable à avoir chez soi. Il suffit de savoir en faire bon usage.

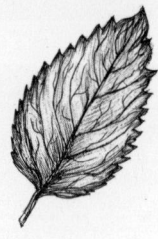

La menthe est une plante herbacée utilisée depuis toujours en infusion, mais pas seulement ! Grand-mère confectionnait de précieux remèdes avec. Dès qu'une douleur dentaire surgissait, elle se préparait un bain de bouche apaisant. Dans 1 litre d'eau bouillante, versez 25 g de feuilles de menthe et 25 g d'orties séchées et laissez infuser 10 minutes. Une fois la préparation tiède, rincez-vous la bouche plusieurs fois. L'effet est instantané !

Vous avez les gencives sensibles ? La moindre irritation vous fait souffrir ? Optez pour le dentifrice maison de Mamie. Il soulagera et protégera en même temps l'émail de vos dents. Dans un mortier, écrasez 15 g de feuilles de menthe avec 5 g de blanc de Meudon et 5 g de clous de girofle en poudre fine. Rajoutez-y 1 cuillère à café de bicarbonate de soude et quelques gouttes d'huile essentielle de menthe poivrée. Mélangez énergiquement jusqu'à obtenir une consistance pâteuse. Après uti-

> ### JAMBES LOURDES
> Préparez-vous un bain de pieds en jetant dans une bassine d'eau bien fraîche 10 gouttes d'huile essentielle de menthe poivrée et une poignée de gros sel. Restez-y au moins 20 minutes.

lisation, conservez 1 mois votre mélange au réfrigérateur. Et si vous manquez de temps : mâchez directement les feuilles de menthe.

Un apaisant naturel

La menthe stimule la digestion et permet de chasser les maux de ventre. Surtout après un dîner trop copieux ! Pour cela, rien de plus simple : consommez après chaque repas un thé à la menthe. Portez à ébullition 1 litre d'eau avec 100 g de ses feuilles. Laissez infuser une dizaine de minutes : votre infusion est prête ! Grand-mère avait l'habitude de garder tous les mercredis ses petits-enfants. Le programme de la journée était souvent le même : préparer à manger, jouer, surveiller et soulager les petits bobos. À la fin de la journée, Mamie était épuisée. Tellement, qu'elle se couchait souvent avec une migraine. Son premier réflexe pour apaiser la douleur était de se préparer un bon bain chaud dans lequel elle rajoutait 5 gouttes d'huile essentielle de menthe poivrée et un peu d'huile végétale.

> ### COUP DE SOLEIL
> Vous vous êtes exposé sans protection ? Résultat : votre peau est devenue rouge écrevisse. Calmez vos brûlures en apposant des compresses imbibées d'une infusion de menthe.

Crème démaquillante 2 en 1

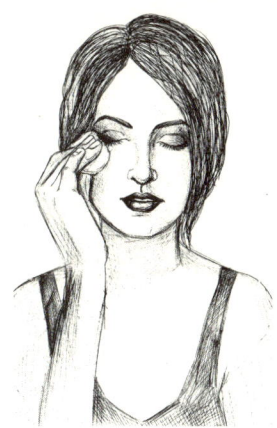

Pour fabriquer votre démaquillant, faites fondre sur feu doux, et au bain-marie, 15 g de cire d'abeille avec 10 cl d'huile d'amande douce. Pendant ce temps, préparez une infusion de menthe fraîche : jetez-en une grosse poignée dans une casserole bouillante et laissez refroidir. Ajoutez 1 cuillère à soupe de votre infusion à votre première préparation, 1 cuillère à café de borax et 1 goutte d'huile essentielle de citron. Retirez du feu et battez au fouet jusqu'à l'obtention d'une crème. Appliquez-la et laissez agir vingt minutes.

Stop à l'aérophagie

En cas de crise d'aérophagie, faites-vous une infusion de feuilles séchées de menthe poivrée. Buvez-en 1 tasse après chaque repas. Renouvelez l'opération jusqu'à disparition totale des flatulences.

Mauvaise haleine du réveil

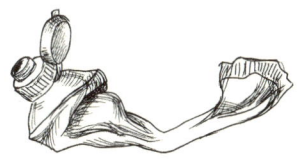

Vous avez beau vous brosser les dents tous les soirs, vous vous réveillez chaque matin avec une mauvaise haleine. Le matin, après votre brossage, déposez 2 gouttes d'huile essentielle de menthe poivrée sur 1/2 morceau de sucre que vous allez ensuite sucer.

La menthe

Pour pieds fatigués

Vous avez arpenté les sentiers toute la journée, piétiné, parcouru la ville (ou la campagne) en long, en large et en travers. Bref, à moins de marcher sur la tête, vous ne ferez plus un pas tant vos pieds sont échauffés. Vite un bain de pieds pour détendre tout cela ! Le must ? Un bain à la menthe ou au tilleul. Préparez d'abord une infusion en versant 1 poignée de feuilles de menthe verte ou de tilleul dans 1 litre d'eau bouillante que vous verserez ensuite dans une bassine d'eau chaude.

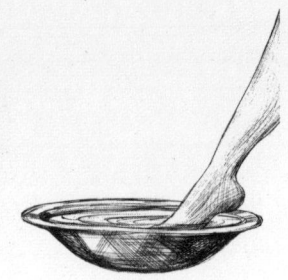

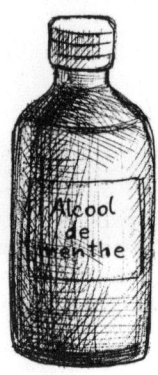

Soulager vomissements et nausées

Nausées et vomissements peuvent avoir des causes très variées. Dans tous les cas, en même temps que l'on recherchera leur origine, on pourra les soulager avec 1 goutte d'huile essentielle de menthe poivrée sur 1 sucre, que l'on peut prendre aussi en prévention avant le repas. À éviter en revanche si les nausées viennent de la grossesse.

Stopper le nez qui coule

Une rhinite vous empoisonne l'existence ? Ce nez qui coule sans arrêt perturbe vos relations aux autres. Misez sur la menthe, comme le faisaient nos aïeux. Vous pouvez l'inhaler en infusion ou tout simplement mettre 2 gouttes d'alcool de menthe sous chaque narine.

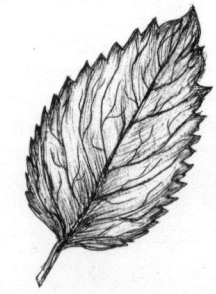

Contre le mal de mer

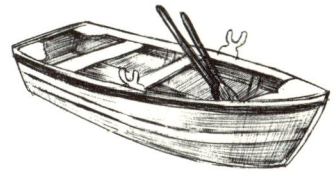

Le bateau et vous, cela fait deux ? Tout le monde ne peut pas avoir le pied marin. Mais pour éviter que la croisière se transforme en cauchemar, les anciens avaient un truc qui soulageait pas mal : prenez 1/2 sucre sur lequel vous aurez déposé au préalable 1 goutte d'huile essentielle de citron et 1 goutte d'huile essentielle de menthe poivrée.

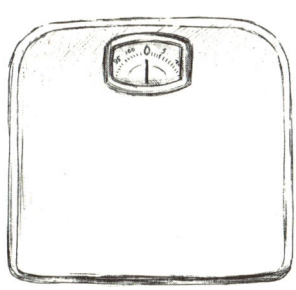

Aide-minceur

Vous avez un peu abusé ces derniers temps et la balance penche dangereusement du mauvais côté ? Vite une tisane pour faire disparaître rapidement ces excès encombrants. Voici une recette qui devrait vous réconcilier avec votre balance : pissenlit, menthe et baies de genièvre (à parts égales) à faire doucement infuser puis à filtrer.

Un bain de bouche maison

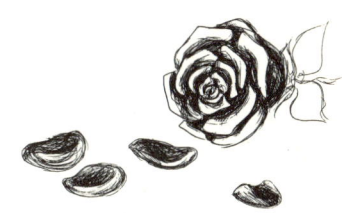

Que diriez-vous d'une petite recette maison qui fait des miracles pour l'haleine ? Mélangez quelques pétales de rose, 3 grains de café et quelques feuilles de menthe à 50 cl d'eau. Faites bouillir le tout. À utiliser une fois refroidi à n'importe quel moment de la journée !

La menthe

Une lotion maison pour peaux grasses

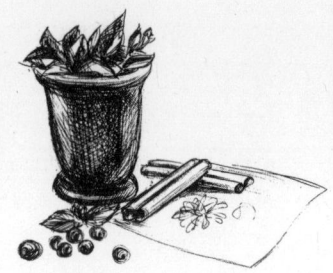

Fini la peau qui luit grâce à une lotion astringente à base de menthe poivrée ! Laissez infuser 30 minutes 2 cuillères à soupe de menthe dans une tasse d'eau chaude. Filtrez, laissez refroidir et appliquez sur le visage à l'aide d'un coton. À conserver 5 jours au réfrigérateur.

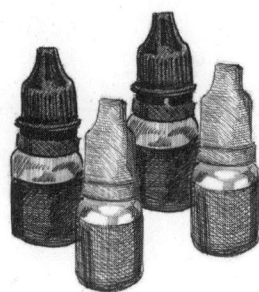

Un dentifrice en poudre

Écrasez dans un mortier quelques clous de girofle en poudre fine, ajoutez-y une cuillère à café de poudre blanche et quelques gouttes d'huile essentielle de menthe poivrée. Broyez finement ce mélange. Pour une consistance plus pâteuse, vous pouvez introduire, à la place des clous de girofle, quelques gouttes d'infusion de clous de girofle.

Bain de bouche maison

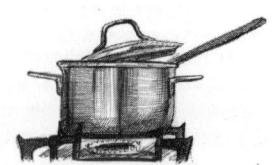

Pour confectionner votre propre bain de bouche, faites bouillir de l'eau et ajoutez-y une bonne poignée de feuilles de menthe, quelques pétales de rose et quelques grains de café. Laissez infuser ce mélange jusqu'à ce qu'il refroidisse, filtrez-le et conservez-le dans une bouteille.

Autobronzant en excès

Avec l'autobronzant, l'effet bonne mine au naturel n'est au rendez-vous que si l'on sait étaler uniformément le produit et qu'on en connaît bien la teinte finale. Si des traînées orange apparaissent sur votre peau, inutile de faire 3 gommages d'affilée sous la douche. Appliquez sur la zone une bonne couche de dentifrice à la menthe forte, laissez quinze minutes et rincez.

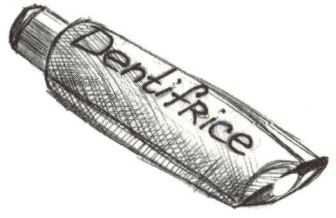

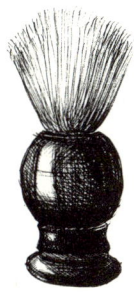

Du dentifrice pour se raser !

En panne de mousse à raser ? Pas de problème, essayez de la remplacer par du dentifrice. S'il est à la menthe, il vous procurera en plus une sensation de fraîcheur sur la peau après le rasage. Et quoi qu'il en soit, il facilitera le passage de la lame. Bonne idée !

Un cocktail sans alcool

Lorsque l'on organise une fête, satisfaire les futures mamans en leur proposant des cocktails sans alcool est loin d'être simple. Prenez pour base l'eau gazeuse et le sucre de canne liquide. Vous pouvez ensuite ajouter un trait de jus de citron et de la menthe fraîche, ou encore du sirop d'agrumes et d'ananas, éventuellement additionné d'une pointe de grenadine.

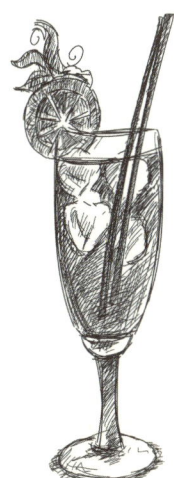

Le miel

Le miel

Le miel a de longue date été utilisé comme un remède populaire. Cet usage est encouragé par certaines recherches qui ont confirmé ses propriétés antiseptiques, dont on tire profit aussi bien en avalant le miel qu'en l'appliquant sur la peau.

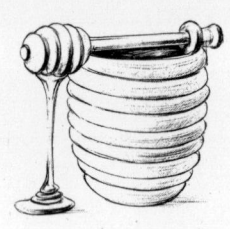

C'est un produit quasi magique : une belle robe dorée, un parfum savoureux, une recette élaborée que l'homme serait en peine de reproduire seul et qui se fabrique pourtant naturellement, à partir du nectar que les abeilles travailleuses récoltent patiemment. Le miel semble aujourd'hui réservé au petit déjeuner et à la confection du pain d'épices. Avant la canne à sucre, avant la betterave, c'est pourtant du miel dont on se servait pour apporter un peu de douceur en cuisine. Si cet usage s'est un peu perdu, il n'est pourtant pas sans intérêt sur le plan nutritionnel. Le miel est, en effet, moins calorique et plus édulcorant que le sucre blanc en poudre et il est composé de plus d'une dizaine de sucres différents. Le miel cristallise inévitablement, ce qui a le don d'énerver le consommateur, qui le croit alors bon à jeter. On reconnaît pourtant la qualité du miel à sa capacité à cristalliser en formant

> ### SYMBOLES
> On retrouve le miel dans les cultures et religions : symbole de douceur dans le judaïsme, de prophétie en Grèce et dans le christianisme, de médicament pour l'islam. Mais aussi de soleil, de pureté, de poésie, de science…

des grains très fins. Si vous souhaitez que votre miel reste liquide le plus longtemps possible, misez sur le miel d'acacia.

Variétés

Les arômes, la couleur et la texture du miel varient considérablement selon sa provenance, et plus précisément selon les fleurs mellifères sur lesquelles les butineuses auront pu se promener. Pour acheter un miel de qualité, ou tout au moins vous repérer dans cet univers de parfums, vous pouvez vous baser sur les labels. Deux miels sont, en effet, protégés par une AOC (Appellation d'origine contrôlée) : le miel de Corse et le miel de sapin des Vosges. Il existe également trois labels rouges : le miel de lavande et de lavandin, le miel de sapin et le miel toutes fleurs. Enfin, le miel d'Alsace et le miel de Provence font l'objet d'une IGP (Indication géographique protégée).

> ### GELÉE ROYALE
> La gelée royale est la substance créée par les abeilles nourrices : elle est riche en protéines, acides aminés, lipides et vitamines. Elle possède des vertus nutritionnelles et pharmacologiques non négligeables.

Apaiser un coup de soleil

Vous vous êtes endormi à la plage et vous en gardez un beau coup de soleil ? Soulagez votre peau en appliquant du miel liquide sur les zones touchées. Vous soulagerez ainsi le feu de la brûlure et éviterez les cloques.

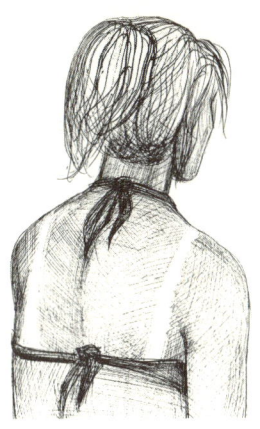

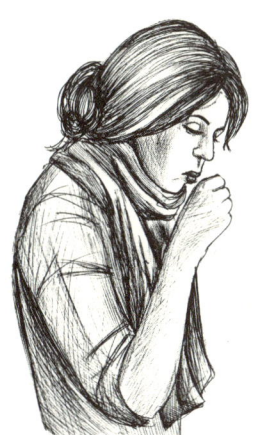

Soulager une bronchite

Vos bronches sont prises et vous gênent au quotidien ? Grand-mère soulageait les siennes en avalant un sirop apaisant maison. Voici sa recette : mélangez le jus de 3 citrons avec 4 cuillères à soupe de miel. À chaque quinte de toux, prenez 1 cuillère à soupe de ce breuvage. Si le mal persiste, n'hésitez pas à consulter votre médecin.

Du miel pour les amoureux

Épluchez et hachez 150 g de gingembre frais. Faites-le bouillir pendant 20 minutes, égouttez-le puis recommencez. Laissez reposer une dizaine d'heures. Ajoutez ensuite 500 g de miel et faites bouillir pendant 15 minutes. Refaites bouillir 15 minutes 2 heures plus tard… Régalez-vous, en duo, bien sûr…

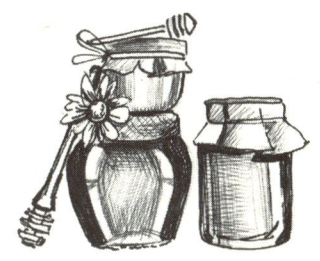

Le miel

Soulager un mal de gorge

Déposez 1 poignée de feuilles et quelques fleurs de ronce dans une casserole avec 500 millilitres d'eau froide. Portez à ébullition pendant un bon quart d'heure. Filtrez, sucrez au miel et utilisez cette préparation en gargarisme ou bain de bouche 2 fois par jour. Le mal de gorge devrait rapidement s'envoler.

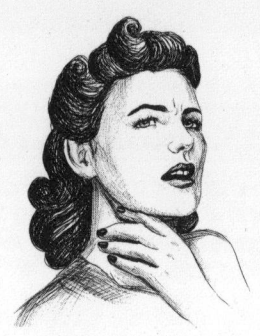

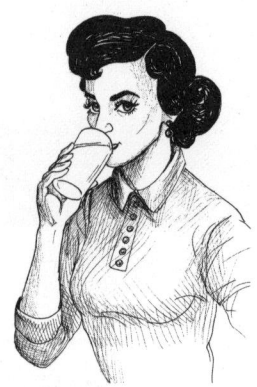

Soulager une infection urinaire

L'objectif ? Éliminer les germes de la vessie. Comment ? En buvant 1 verre d'eau tiède additionnée de 2 cuillères à soupe de cannelle en poudre et de 1 cuillère à café de miel. Répétez l'opération si nécessaire et buvez beaucoup d'eau. Le résultat devrait rapidement se faire sentir.

De la cannelle contre l'arthrite

Pour soulager la douleur et retrouver votre liberté de mouvement, essayez cette recette ! Dans une tasse d'eau chaude, mélangez 2 cuillères à café de miel et 1 cuillère à café de cannelle en poudre. À boire chaque jour, matin (avant le petit déjeuner) et soir (après le dîner), pour un résultat optimal.

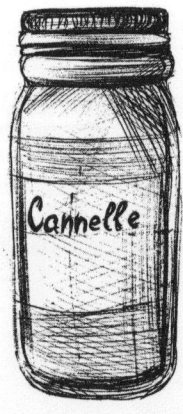

AMÉLIORER LA SANTÉ CARDIAQUE

Pour tonifier le cœur, dites adieu aux confitures et autres pâtes à tartiner et essayez la préparation qui suit. Mélangez du miel avec un peu de cannelle en poudre jusqu'à obtention d'une pâte homogène. À adopter tous les matins au petit déjeuner !

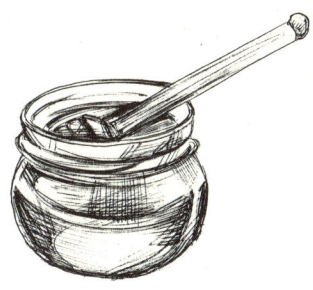

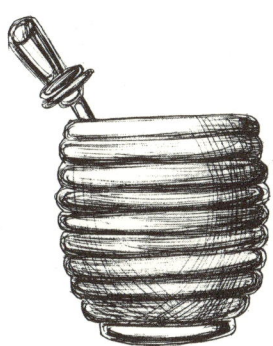

FINI LA GUEULE DE BOIS

Dur, le réveil ce matin. Cheveu hirsute, regard hagard et ventre franchement barbouillé… La faute aux excès d'hier soir. Pour soulager votre estomac malmené et refaire le plein d'énergie, mangez une tartine de pain et de miel. Le fructose qu'il contient contribuera à éliminer plus rapidement l'alcool de votre organisme. Mais le meilleur remède est encore de ne pas boire ou de ne boire que très modérément.

L'OIGNON CONTRE LA TOUX

Grand-mère fabrique elle-même son sirop contre la toux. Elle fait bouillir 5 oignons épluchés et recueille l'eau de cuisson. Elle y ajoute un peu de miel, et le tour est joué. Il n'est pas aussi bon que celui qu'elle pourrait trouver en pharmacie, mais il a l'avantage d'être naturel et tout aussi efficace.

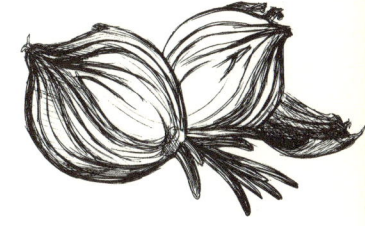

Le miel

Préparer un masque tenseur pour les peaux sèches

Voilà une recette simple et efficace pour une mise en beauté rapide des peaux sèches. Mélangez une cuillère à soupe de crème de lait avec un peu de miel. Appliquez sur le visage et laissez agir pendant une vingtaine de minutes. Rincez délicatement à l'eau, minérale de préférence, et plutôt chaude.

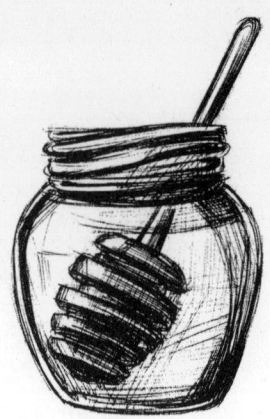

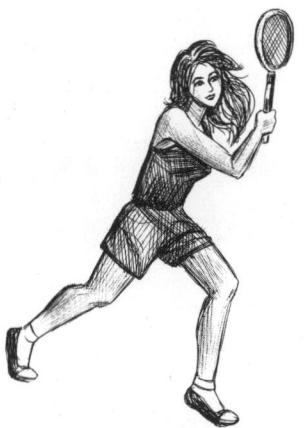

Retrouver du tonus après une séance de sport

Ce qu'il vous faut après un footing ou un tennis ? Faire le plein d'énergie et donc de sucres rapides. Pour cela, mélangez 2 cuillères à café de miel dans un grand verre de jus d'ananas et buvez lentement cette préparation. En quelques minutes, vous serez remis sur pieds et même prêt à repartir pour un effort !

Calmer la toux

Pour soulager la toux, Grand-mère avait sa solution maison. Elle s'octroyait une gourmandise à base de miel, additionné de 2 gouttes d'huile essentielle d'anis vert. Délicieux et très efficace pour calmer les quintes de toux irritantes.

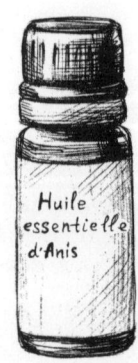

Pour une digestion facile

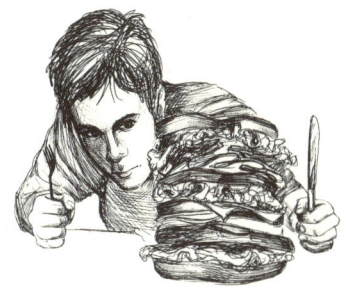

Pour favoriser une bonne digestion après un repas trop copieux, portez à ébullition 250 ml d'eau. Ajoutez-y 1 cuillère à soupe de miel, le jus de 1 orange et 2 gouttes d'huile essentielle de mandarine. Buvez cette tisane après le repas. Voilà qui devrait vous éviter ballonnements et autres troubles digestifs.

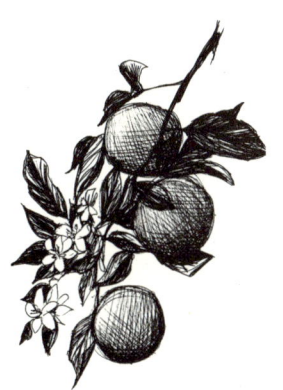

Une tisane antistress

Déposez dans une tasse 8 boutons de fleur d'oranger préalablement écrasés. Remplissez ensuite la tasse d'eau bouillante et laissez infuser un quart d'heure. Vous pouvez également mettre 2 gouttes d'huile essentielle d'orange. Les plus gourmands ajouteront un peu de miel ou de sirop d'érable. À boire lentement.

Diminuer le taux de cholestérol

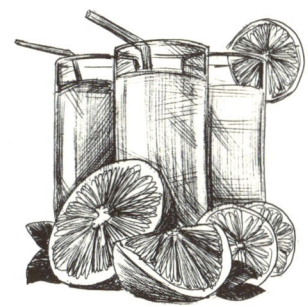

Pour lutter efficacement contre le mauvais cholestérol et diminuer son taux sans trop vous priver, buvez chaque matin un verre de jus de fruits frais de votre choix dans lequel vous aurez dilué 1 cuillère à café de miel et 3 gouttes d'huile essentielle d'orange. Savoureux et très efficace.

Le miel

Normaliser la circulation sanguine

Problèmes de circulation ? Que diriez-vous d'une cure d'huile essentielle de pamplemousse ? Pour cela, rien de plus simple : prenez chaque matin durant une semaine, une bonne cuillère de miel dans laquelle vous aurez dilué 4 gouttes de cette essence. En plus, vous boosterez votre système immunitaire ! Du tout bon !

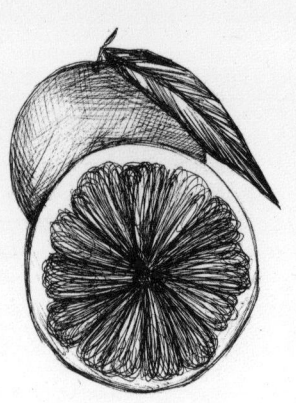

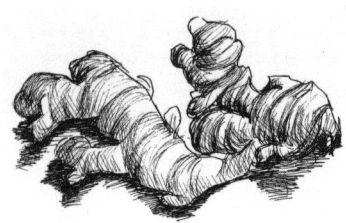

Contre la déprime

Essayez cette recette miracle ! Versez 500 ml d'eau bouillante sur un peu de racine de gingembre râpée, 2 clous de girofle et 1 pincée de muscade. Laissez infuser un bon quart d'heure. Vous pouvez aussi ajouter 3 gouttes d'huile essentielle de gingembre et du miel. À consommer chaque fois que le besoin s'en fait sentir.

Contre les taches brunes sur les mains

Le soleil, le vieillissement sont autant de facteurs qui favorisent l'apparition de taches brunes sur le dos des mains. Pour les décolorer un peu et les estomper, mélangez un peu de miel à du yaourt nature et appliquez une bonne dose chaque jour. Voilà qui devrait redonner une seconde jeunesse à vos mains.

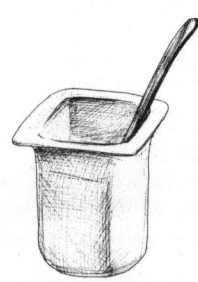

DE L'ANIS CONTRE LA TOUX

Pour soulager rapidement la toux, Grand-mère plonge 20 g de graines d'anis dans de l'eau et porte le tout à ébullition durant une bonne dizaine de minutes. Ensuite, elle sucre cette tisane avec 1 cuillère à café de miel et s'en régale au moins trois fois par jour. Cela la soulage efficacement.

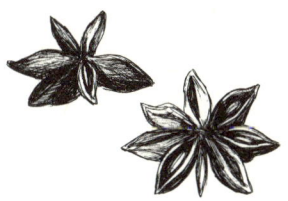

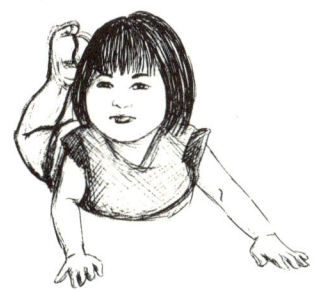

CONTRE LE HOQUET DE BÉBÉ

Votre nourrisson est agité par des soubresauts incontrôlables ? Il a le hoquet, très courant chez les tout-petits. Pas question de lui faire peur ou de lui faire boire un verre à l'envers, cela va de soi ! En revanche, déposez un peu de miel sur sa tétine. Votre bébé sera rapidement débarrassé de son hoquet bien dérangeant.

UNE INFUSION POUR LA LIBIDO

Votre libido est raplapla ? Pas de panique, Mamie connaît une plante qui paraît-il fait des merveilles pour revigorer le désir. En tête d'affiche, le gingembre. Pour mettre du piment dans vos nuits, préparez-vous des infusions de racine de gingembre que vous pouvez adoucir avec un peu de miel.

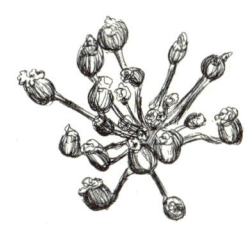

Le miel

Soulager les hémorroïdes

Le miel est connu pour ses vertus décongestionnantes et cicatrisantes. Voilà qui en fait un allié de choix en cas d'hémorroïdes (sauf si elles sont sanguinolentes). Pour un meilleur résultat ? Tournez-vous vers le miel de romarin que vous appliquerez en couches généreuses et rincerez après quelques heures.

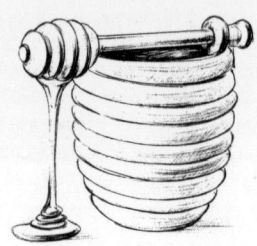

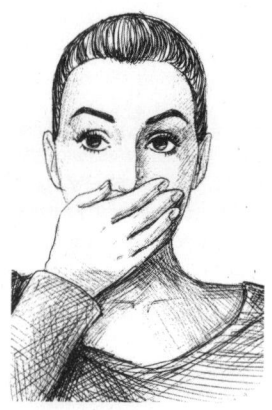

Retrouver la voix

Vous avez trop chanté au mariage de votre ami, et ce matin, plus aucun son ne sort de votre bouche. Que faire, attendre que cela revienne ? Non. Essayez plutôt un mélange de son et de miel à allonger avec un peu d'eau chaude. À avaler dès que possible. Vous devriez pouvoir reparler très vite.

Du miel contre le prurit

Face à un prurit, il est urgent d'en trouver la cause – piqûre, irritation, urticaire ou autres – pour la traiter. Car soulager les démangeaisons ne traite pas le problème. Mais en attendant, appliquez du miel en couches généreuses sur les zones qui démangent et vous constaterez rapidement que vous avez beaucoup moins envie de vous gratter.

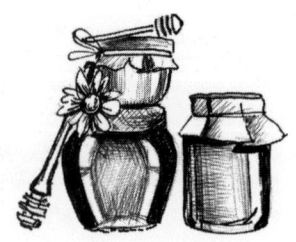

SOULAGER UN ULCÈRE À L'ESTOMAC

Bien sûr, un ulcère doit être diagnostiqué et suivi par un médecin. Mais apportez un coup de pouce au traitement médical avec du jus de pommes de terre ! Mettez des pommes de terre crues dans la centrifugeuse. Buvez un 1/2 verre du jus obtenu quatre fois par jour pendant 1 mois. Ajoutez du miel pour améliorer le goût.

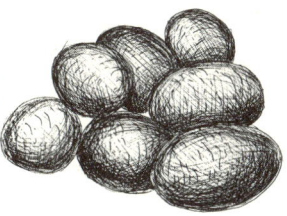

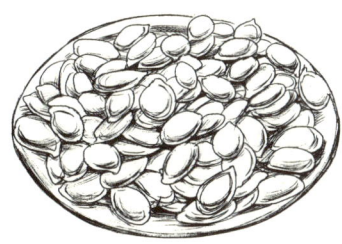

CHASSER LE VER SOLITAIRE

Ce parasite intestinal peut atteindre la taille de 6 mètres ! Pour en venir à bout, prenez des graines de potiron (30 g pour les enfants et 80 pour les adultes). Mélangez-les décortiquées et pilées à du miel jusqu'à obtenir une pâte. Jeûnez une journée et mangez la pâte le lendemain au réveil en trois prises espacées de 30 minutes.

DES OIGNONS POUR CALMER LA TOUX !

Pour soulager une quinte de toux, avalez 1 cuillère à soupe de cette préparation très efficace : faites bien cuire 3 oignons que vous réduirez en bouillie. Ajoutez ensuite 2 cuillères de miel et mélangez soigneusement. Voilà qui devrait calmer votre toux.

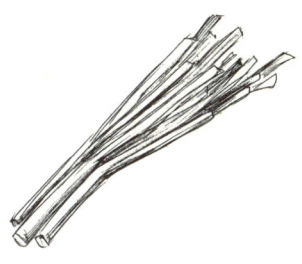

Le miel

Exit les boutons blancs

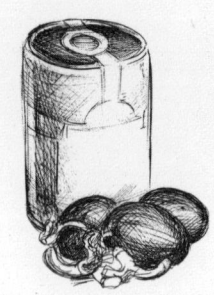

Voici un remède naturel efficace contre les boutons blancs : mélangez 1 cuillère à café de miel, connu pour ses vertus antiseptiques et cicatrisantes, avec 1 cuillère à café de noix de muscade en poudre. Appliquez la pâte obtenue sur les boutons et laissez agir pendant une bonne vingtaine de minutes. Rincez à l'eau claire.

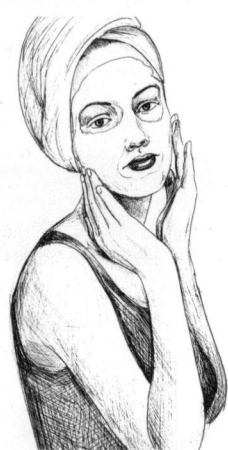

Une peau éclatante de santé

Votre teint fait grise mine ? Voici une recette gourmande qui lui redonnera de l'éclat. Mélangez 2 cuillères à soupe de fromage blanc avec 2 cuillères à café de miel et un peu de jus de pamplemousse frais. Laissez reposer ce masque quinze minutes et rincez à l'aide d'un gant tiède. Le truc en plus ? Un rinçage à l'eau de rose.

Masque désincrustant

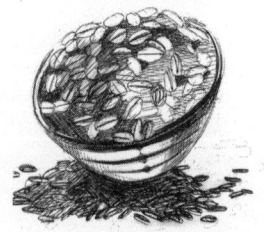

Pour confectionner vous-même votre masque purifiant, mélangez 2 cuillères à soupe de flocon d'avoine avec 1 cuillère à café de miel et 1 cuillère à café de poudre d'amandes. Rajoutez ensuite 2 cuillères à soupe de vinaigre de cidre. Appliquez votre préparation à l'aide d'un gant de toilette chaud sur un visage préalablement mouillé. Une fois sec, retirez votre masque avec de l'eau chaude.

Voix rauque

Vous avez trop crié la veille ? Résultat : votre voix ne veut presque plus sortir et est devenue rauque. Soulagez-la en prenant 1 cuillère à café de miel. Pour davantage d'efficacité, renouvelez l'opération toutes les heures pendant 7 heures.

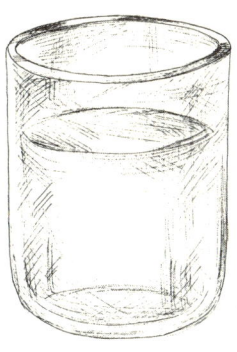

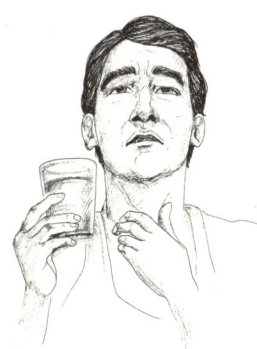

Soigner une gorge irritée

Vous n'arrêtez pas de tousser, à tel point que votre gorge est irritée ? Utilisez les vertus apaisantes du vinaigre de cidre pour y remédier. Diluez-en 1 cuillère à café avec 1 cuillerée de miel dans un verre d'eau. Remuez bien, puis gargarisez-vous sans avaler.

Contre le rhume des foins

Chaque printemps, c'est la même histoire : votre nez coule, vos yeux pleurent… Le rhume des foins vous gâche votre quotidien. Pour éviter son apparition, buvez du vinaigre de cidre dilué dans de l'eau avec 2 cuillères à café de miel. Commencez le traitement 15 jours avant les saisons à risque.

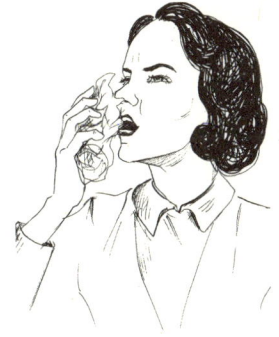

Le miel

Fatigue passagère

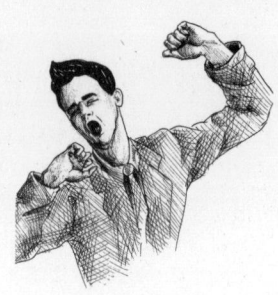

Vous êtes éreinté sans raison particulière ? Essayez ce cocktail que se préparait Grand-mère : diluez dans un grand verre d'eau plate ou gazeuse 1 cuillère à soupe de vinaigre de cidre avec 1 cuillère de miel. Buvez cette préparation tous les matins à jeun.

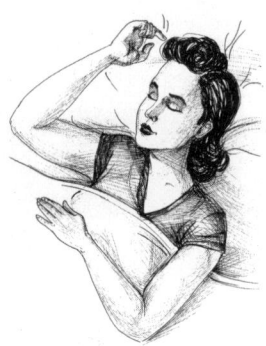

Combattre l'insomnie

Rien de plus désagréable que de tourner dans son lit sans trouver le sommeil. Remédiez-y naturellement avec le vinaigre de cidre. Mamie diluait 1 cuillère à café de cidre avec 1 cuillère de miel dans un verre d'eau tiède. Elle avalait cette boisson chaque soir avant de se coucher. Faites comme elle et vous retrouverez sûrement le sommeil.

Halte à l'herpès

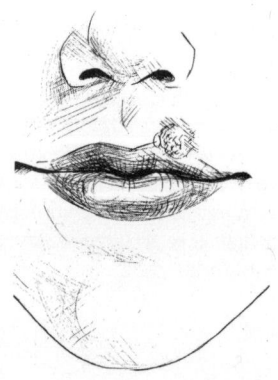

Il arrive du jour au lendemain et a le chic pour gâcher votre journée : l'herpès. Ne restez plus à souffrir et tamponnez l'endroit où il se situe de miel à l'aide d'un coton. Renouvelez l'opération plusieurs fois dans la journée.

Limiter la chute des cheveux

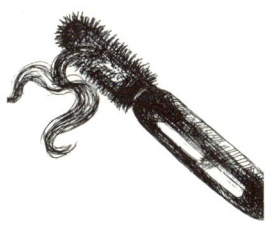

Souvent, en période de stress ou de fatigue intense, les cheveux sont fragilisés. Sans énergie, vous en perdez par poignées. Boostez-les avec la mixture magique de Mamie. Mélangez 4 cuillères à soupe de vinaigre de cidre et 2 cuillères à soupe de miel dans 1 litre d'eau tiède. Utilisez comme eau de rinçage après chaque shampooing.

Une cire 100 % naturelle

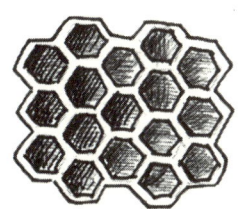

Vous souhaitez mettre votre jolie robe mais, au dernier moment, vous constatez que vous n'avez plus de cire à épiler ? Confectionnez-en une rapidement. Dans un récipient en verre, mélangez 220 g de sucre avec 1 cuillère à soupe de vinaigre et 1 de miel. Passez le tout au micro-ondes 2 minutes : la séance d'épilation peut commencer.

Soulager les jambes lourdes

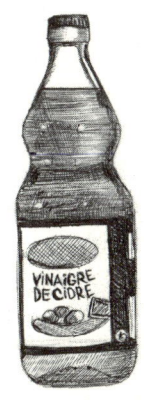

Le vinaigre de cidre est un drainant naturel qui favorise la circulation sanguine. En consommer régulièrement apaisera vos sensations de jambes lourdes. Dans un grand verre d'eau, mélangez 1 cuillère à soupe de vinaigre de cidre avec 1 de miel. Buvez cette préparation 2 à 3 fois par jour.

Le miel

Masque astringent maison

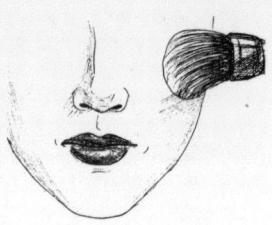

Resserrez naturellement les pores de votre peau avec le masque magique de Mamie. Dans un bol, laissez macérer 2 heures 1 cuillère à soupe de menthe hachée menu avec 2 cuillères à soupe de miel épais et 1 de vinaigre de cidre. Mélangez et appliquez sur votre visage à l'aide d'un pinceau. Laissez agir 10 minutes, puis rincez avec de l'eau vinaigrée.

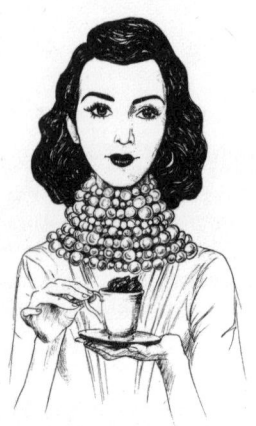

Tisane apaisante

Vous avez du mal à vous endormir le soir ? Concoctez-vous une tisane apaisante : plongez 10 g de pétales de fleurs de coquelicots dans 50 cl d'eau frémissante. Faites infuser 10 minutes puis filtrez. Ajoutez au breuvage 1 cuillère à café de miel et savourez.

Soulager une petite brûlure

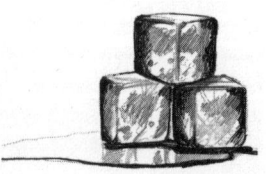

Vous vous êtes fait une légère brûlure ? Rafraîchissez-vous ! Passez la partie concernée sous l'eau froide et désinfectez-la. Appliquez sur la zone brûlée une gaze imbibée de miel.

SOULAGER UN BOUTON DE FIÈVRE

Le bouton de fièvre (ou herpès labial) n'est pas dangereux, mais très contagieux. Pour le faire disparaître au plus vite, enduisez-le de miel. À renouveler plusieurs fois.

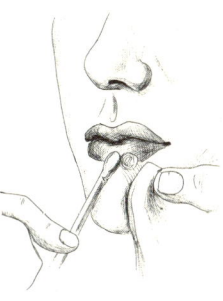

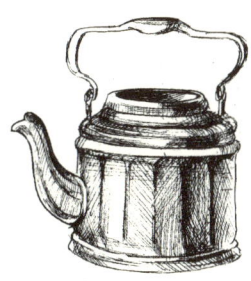

SOULAGER UN MAL DE GORGE

Grippe, angine, simple rhume… et vous voilà avec la gorge irritée. Pour soulager les maux de gorge, grand-mère se préparait une tisane à boire régulièrement dans la journée. 5 clous de girofle et le zeste d'un citron dans une tasse d'eau bouillante, à faire infuser 5 minutes. Elle ajoutait 1 cuillère à soupe de miel et le jus d'un citron. Et la tisane était prête.

BAUME POUR CHEVEUX TERNES

Ce soir, c'est le rendez-vous du siècle ! Impossible de vous coiffer, vos cheveux sont tout raplapla et indisciplinés. Que faire ? Un traitement express ! Badigeonnez votre chevelure d'un mélange d'un jaune d'œuf et de 1 cuillère à café de miel et entourez de film plastique. Au bout de 10 minutes, rincez et shampouinez.

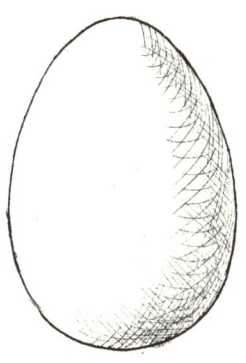

Le miel

Estomper les vergetures

Il est impossible d'éliminer les vergetures, mais vous pouvez toutefois tenter de les atténuer avec cette potion de grand-mère : écrasez en purée un demi-avocat et ajoutez-lui 1 cuillère à soupe de jus de citron et 1 cuillère à soupe de miel. Mélangez bien et massez les zones concernées avec cette préparation. Renouvelez quotidiennement.

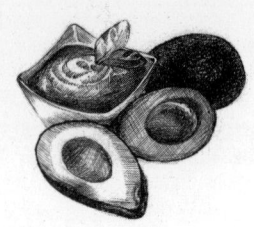

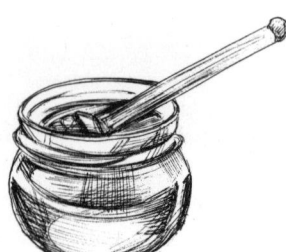

Soulager une brûlure

Vous vous êtes légèrement brûlé ? Passez aussitôt la partie touchée sous l'eau froide 10 minutes. Désinfectez puis apposez un chiffon humide dans lequel vous aurez mis de la pomme de terre râpée, comme un cataplasme. Gardez-le 10 minutes et finissez en enduisant la brûlure de miel.

Antirides sucré

Vous aimeriez pouvoir contrer le temps et limiter l'apparition de ces vilaines rides sur votre visage… Vous n'êtes pas magicienne ? Mamie l'était ! Elle confectionnait un lait de toilette antirides en mélangeant le jus d'un demi-citron vert, 3 cuillères à soupe d'huile de germe de blé et 1 de miel d'acacia.

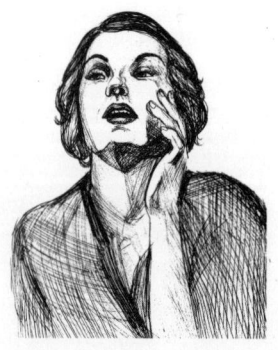

Anticernes sucré

Il existe une multitude de produits miracles contre les cernes. Mais leur prix vous laisse perplexe… pourquoi ne pas le créer vous-même ? Mettez 1 cuillère à café de miel d'acacia dans 10 cl d'eau minérale tiède, et le tour est joué. Vous n'avez plus qu'à l'appliquer à l'aide de 2 cotons sur vos cernes, pendant 5 minutes.

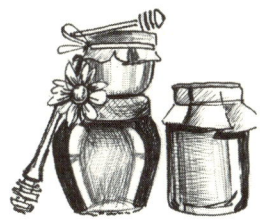

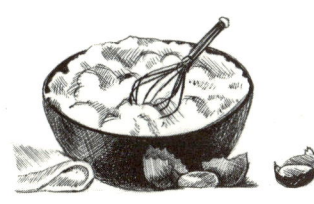

Masque tenseur

Retrouvez une mine étincelante grâce à ce masque tenseur alliant les vertus de l'œuf et du café. Pour le réaliser, c'est très simple : il suffit de mélanger un blanc d'œuf avec 1 cuillère à soupe de miel et 1 cuillère à soupe de marc de café. Étalez la préparation 10 minutes sur votre visage et votre cou, puis rincez abondamment.

Un masque pour peaux grasses

Le blanc d'œuf resserre les pores et élimine les points noirs. Étalez-en sur votre visage en évitant le contour des yeux. Si sa texture vous rebute, montez-le en neige : le masque deviendra alors beaucoup plus agréable. Vous pouvez lui ajouter 1 cuillère à soupe de miel ou de farine de maïs. Laissez posé 5 minutes et ôtez avec du coton imbibé d'eau citronnée.

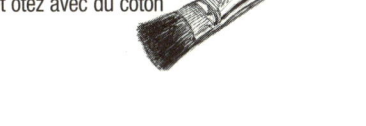

Le miel

Une haleine fraîche

Pour garder l'haleine fraîche, gargarisez-vous avec une demi-cuillère à café de miel dissoute dans un verre d'eau tiède.

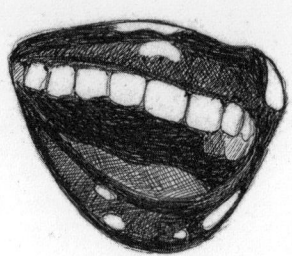

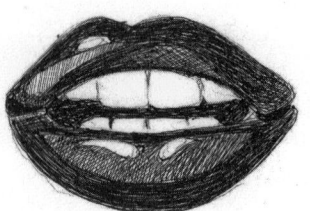

Un baume pour les lèvres

Si vous n'avez plus de stick à lèvres, rien de tel pour protéger votre bouche contre les attaques d'un hiver trop rude qu'une goutte de miel. Pour que vos lèvres ne gercent pas, il va falloir résister à votre envie de vous lécher les babines !

Une cire à épiler maison

Fabriquez votre cire : faites chauffer dans une casserole 1/2 verre de miel, 1/2 verre de jus de citron et 1 verre de sucre. Remuez bien. La cire est prête lorsqu'elle a une belle couleur. Laissez-la tiédir et formez une petite boule que vous appliquerez et décollerez de vos jambes en un mouvement rapide. Utilisez chaque boule de cire jusqu'à ce qu'elle ne colle plus.

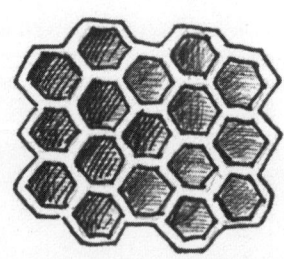

Un gommage au miel

Pour éliminer les impuretés de votre visage en douceur, mélangez 1 cuillère à café de miel avec 1 cuillère à café de sucre et 1 cuillère à café d'huile d'olive ou d'huile d'amande douce. Appliquez la mixture comme un gommage traditionnel et rincez bien.

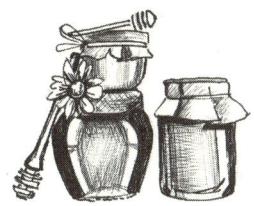

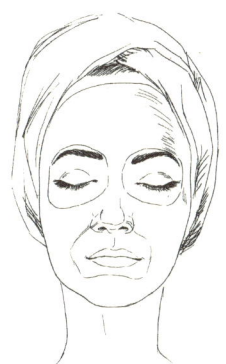

Un tonique au miel

Pour fabriquer une eau purifiante au miel, il suffit de dissoudre une petite cuillère de miel bien fluide dans un grand flacon d'eau chaude et de bien mélanger. À la place de l'eau, vous pouvez aussi utiliser une eau florale de votre choix. La lotion obtenue se passe sur le visage, en évitant soigneusement le contour des yeux, avec un morceau de coton. Si vous avez un peu trop fortement dosé le miel, rincez votre visage.

Un masque éclat du visage

Le miel permet de réaliser un masque de beauté adapté à tout type de peau. Si vous avez la peau grasse, vous diluerez la cuillerée de miel dans une cuillère de jus de citron et un jaune d'œuf. Si vous avez la peau sèche, vous mélangerez le miel à une ou deux cuillères de purée de bananes. Laissez poser le masque pendant un petit quart d'heure.

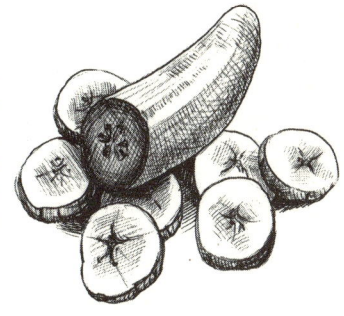

LE MIEL

ANTIACNÉ

Le miel peut vous aider à vous débarrasser des petits boutons disgracieux. Nettoyez bien votre visage, puis appliquez sur chaque bouton une pointe de miel. Patientez 10 minutes, essuyez et rincez. Renouvelez l'opération tous les jours.

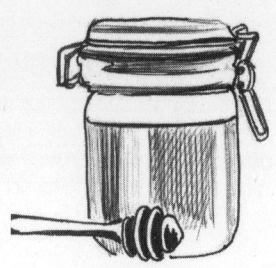

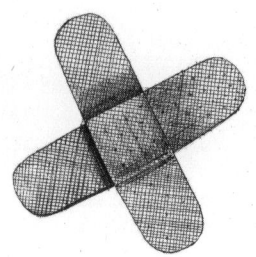

SOIGNER UNE PLAIE

Le miel parvient à faire cicatriser des plaies de toutes natures ; les médecins ont même été jusqu'à l'utiliser sur des plaies très profondes. Vous pouvez employer du miel sur toutes les petites lésions cutanées : brûlures, coupures, égratignures... Nettoyez-les à l'eau et au savon puis enduisez-les d'une fine couche de miel. Protégez le tout avec une compresse et du sparadrap.

UNE GRANDE FATIGUE

Si vous vous sentez épuisé, absorbez chaque matin 1 goutte d'huile essentielle de clous de girofle mélangée à 1 grosse cuillère à café de miel. Vous pouvez aussi vous préparer une boisson coup de fouet, en ajoutant à un grand verre d'eau 1 goutte d'huile essentielle de clous de girofle, 1 d'huile essentielle de basilic et 1 d'huile essentielle de menthe poivrée.

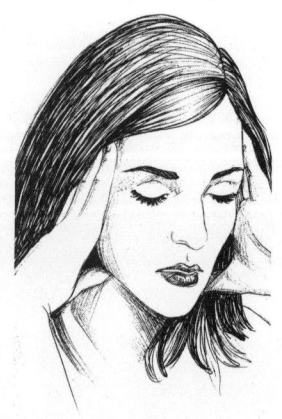

Éliminer les boutons

Le citron a un effet asséchant, il peut accélérer la disparition des boutons. L'usage prolongé du jus de citron est cependant irritant. Vous pouvez ajouter un trait de jus de citron aux masques maison que vous préparez, qu'ils soient à l'argile ou au miel. Enfin, ne passez jamais de jus de citron, même mélangé à un autre produit, sur un bouton que vous venez de gratter.

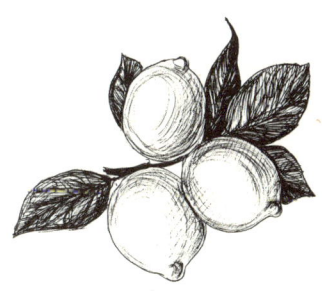

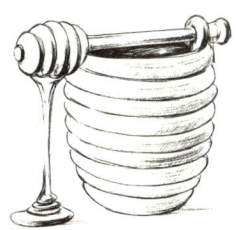

Atténuer l'acné

Utilisez le miel en masque : mélangez deux cuillères à soupe de miel bien fluide et une cuillère à soupe d'argile jusqu'à former une pâte homogène. Tartinez-en votre visage et laissez reposer environ une vingtaine de minutes.

Gommage naturel

Pour obtenir un gommage maison digne des meilleurs instituts, mélangez une demi-tasse de sucre, un quart de tasse d'huile et deux cuillères de miel bien fluide. Pour liquéfier un peu ce mélange et lui donner une texture plus crémeuse, vous pouvez y ajouter votre gel douche habituel.

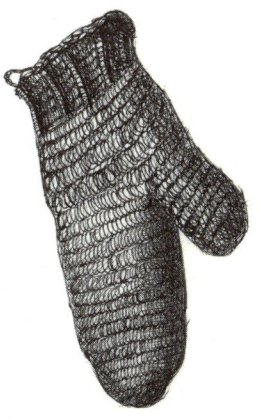

La tisane

La tisane

Les infusions sont confectionnées à partir de fleurs et de feuilles fraîches (ou séchées) plongées une dizaine de minutes dans de l'eau bouillante. Goûteuses, elles sont aussi efficaces pour soulager les petits maux du quotidien.

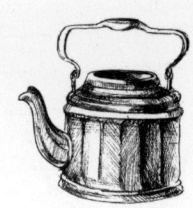

Vous vous sentez fatigué ? Vous ressentez une certaine lassitude, de la fatigabilité, un besoin plus important de dormir. Une fatigue peut paraître banale mais il faut en rechercher la cause, qu'elle soit physiologique ou pathologique. Mais une bonne tisane peut être bénéfique, le temps de consulter votre médecin. La tisane de romarin est un fortifiant stimulant. Elle convient particulièrement aux personnes surmenées par un travail intellectuel intense. Elle peut également être utilisée chez les personnes déprimées en complément de leur traitement. Pour préparer une tisane de romarin, comptez 2 cuillères à café de plantes séchées pour environ 20 cl d'eau. Laissez infuser une dizaine de minutes afin d'obtenir une dose suffisamment riche en substances actives. Pour les personnes sujettes aux insomnies, nos grands-mères savent qu'il existe d'excellents somnifères naturels. Une tisane au houblon ou à la valériane est particulièrement efficace pour apaiser le système nerveux. Les baies d'aubépine, quant à elles, apaisent la tension émotionnelle. Pour faciliter le sommeil, associez le tilleul aux baies d'aubépine et préparez-vous une tisane, versez 75 cl d'eau bouillante sur 3 cuillères à café de baies d'aubépine séchées et écrasées et 3 cuillères à café de tilleul. Laissez infuser une vingtaine de minutes, filtrez et consommez une tasse le soir.

> **LES TISANES BEAUTÉ**
>
> Un mélange de reine des prés, de vigne rouge, de frêne et de romarin sera idéal pour la minceur. On peut aussi apprécier des tisanes de fenouil ou de sureau pour lutter contre la cellulite.

> **LE PISSENLIT PORTE BIEN SON NOM…**
>
> Le pissenlit doit son nom à son action diurétique. Il traite aussi les troubles digestifs mineurs et stimule la sécrétion de la bile. Laissez infuser de 4 à 10 g de feuilles séchées dans une tasse d'eau chaude durant 5 à 10 minutes, savourez !

Contre les maux de tête

Vous ne parvenez pas à vous débarrasser de maux de tête ? L'écorce de saule blanc soulage les douleurs de maux de tête. Préparez une décoction d'écorce de saule blanc : 2 à 3 g d'écorce pour une tasse d'eau, portez à ébullition pendant 10 minutes puis filtrez : au revoir, céphalées !

Calmer la nervosité

Vous avez un examen important qui approche et n'arrivez pas à vous concentrer tellement vous êtes nerveux ? Calmez-vous naturellement grâce aux feuilles de citronnier. Portez-en à ébullition 1 grosse poignée. Une fois que l'eau a frémi, retirez du feu et laissez infuser dix minutes. Buvez cette tisane chaude ou froide, tout au long de la journée, pour vous détendre.

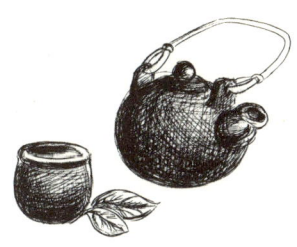

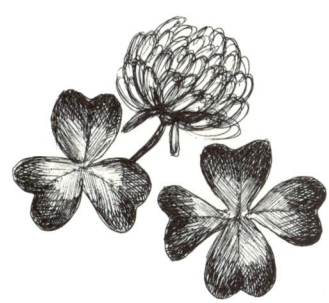

Du trèfle rouge contre la toux

Vous êtes indisposé par une toux ? En attendant la consultation qui déterminera l'origine du problème, vous calmerez les spasmes en vous confectionnant une tisane qui, selon Grand-mère, fait des miracles : 1 cuil. à café de fleurs de trèfle séchées dans 250 ml d'eau bouillante. À raison de 2 à 3 tasses par jour.

Du chêne contre la diarrhée

Parfois les remèdes les plus simples sont les plus efficaces. Pour atténuer une diarrhée passagère, Mamie utilise l'écorce pulvérisée de chêne qu'elle laisse doucement infuser dans de l'eau frémissante. Elle filtre et boit simplement en tisane 4 tasses par jour pour se sentir mieux.

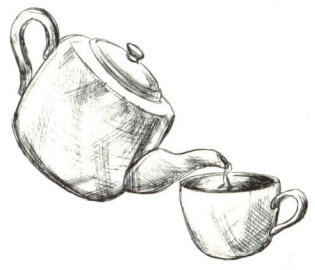

La tisane

Du trèfle contre les bouffées de chaleur

Elles sont redoutées à la ménopause, mais les bouffées de chaleur peuvent survenir à tout âge. Pour pallier cet inconvénient, Grand-mère ne jure que par le trèfle rouge, une plante épatante, d'après elle. En tisane ou en décoction si vous en trouvez séché, ou en gélules sinon, à raison d'une par jour.

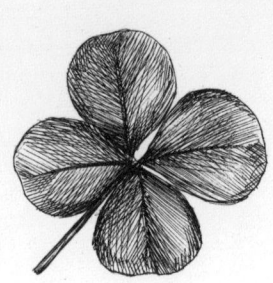

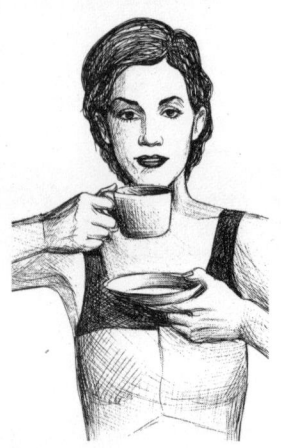

Une lotion pour les peaux grasses

Vous avez la peau grasse ? La zone T (front, nez, menton) qui brille ? Liez quelques tiges de prêle en bouquet et versez-y de l'eau bouillante. Laissez infuser une vingtaine de minutes, filtrez et laissez refroidir. Voilà une tisane qui fera une parfaite lotion astringente pour le visage.

Soulager le ventre gonflé à cause du stress

Troubles digestifs, aérophagie et autres ballonnements trouvent leur origine dans votre mode de vie trop stressant ? Essayez une tisane de mélisse. Versez environ 200 ml d'eau bouillante sur une petite poignée de feuilles séchées et laissez infuser 20 minutes. Filtrez et buvez.

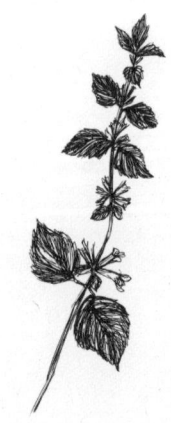

Contre les ballonnements

Pour soulager les problèmes digestifs, préparez une tisane de fenouil. Déposez quelques graines au fond d'une tasse et versez de l'eau brûlante. Laissez infuser une quinzaine de minutes, filtrez et buvez. Vous pouvez également mâcher une cuillère à soupe de graines, à avaler avec un peu d'eau.

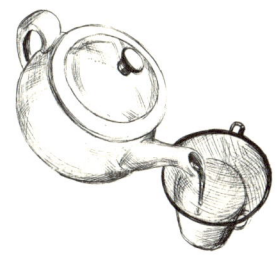

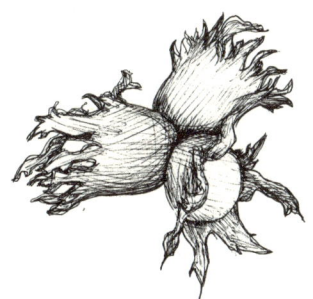

Une tisane jambes légères

Commencez par mélanger 120 grammes de cônes de cyprès, 150 grammes d'hamamélis, 60 grammes de noisetier et 120 grammes de vigne rouge. Prenez 5 grammes de ce mélange et laissez infuser dans 250 millilitres d'eau pendant une vingtaine de minutes. Une tisane idéale après une journée de shopping !

Une tisane pour stimuler l'appétit

Appétit en berne ? Pas de problème ! Laissez infuser une bonne poignée de feuilles ou de racines séchées de chicorée dans un litre d'eau bouillante durant une vingtaine de minutes. Buvez une tasse de cette tisane avant le déjeuner et avant le dîner. Cela devrait booster votre appétit.

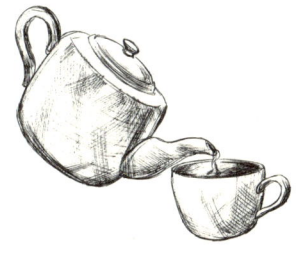

La tisane

Contre la nervosité

Fini la nervosité ! Pour détendre son corps de manière naturelle et efficace, rien de tel que cette tisane. Diluez 4 gouttes d'huile essentielle d'orange dans 250 millilitres d'eau tiède et buvez chaque fois que le besoin s'en fait sentir. Idéal le soir au coucher.

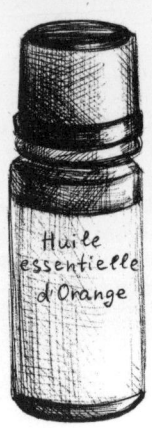

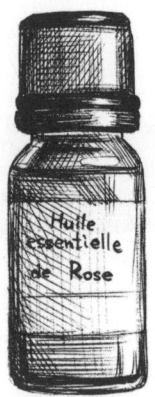

Contre les règles irrégulières

En ce moment, vos cycles sont irréguliers ? La faute au stress, à un médicament, à un dérèglement hormonal… Quelle qu'en soit la raison, il est possible de normaliser les règles irrégulières ou trop peu abondantes, en buvant un litre par jour d'une tisane additionnée de 5 gouttes d'huile essentielle de rose.

Lutter contre le stress

Période de rush au boulot ? Examens en vue ? Pour venir à bout du stress et retrouver calme et sérénité, pensez à ajouter trois gouttes d'huile essentielle d'ylang-ylang dans votre tisane (évitez bien sûr les excitants que sont le thé et le café). Cela vous aidera à chasser l'anxiété.

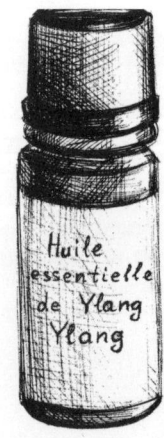

Une tisane en cas de gros rhume

Prenez deux cuillères à café d'origan, deux cuillères à café de sarriette, un bâton de cannelle et cinq clous de girofle. Ajoutez un litre d'eau froide et portez le tout à ébullition. Laissez ensuite sur le feu à petits bouillons pendant un petit quart d'heure. Filtrez et buvez l'intégralité de la préparation dans la journée.

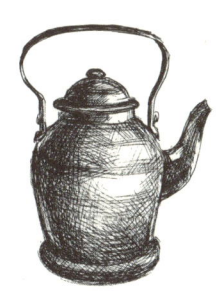

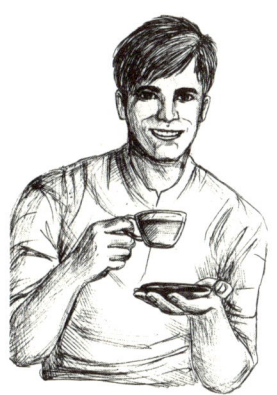

Contre les problèmes digestifs

Essayez la tisane d'anis ! Faites bouillir 200 ml d'eau. Versez ensuite dans une tasse et ajoutez une cuillère à café de fruits séchés d'anis vert (récoltés dans la nature ou achetés en herboristerie) que vous aurez préalablement broyés. Laissez infuser une bonne dizaine de minutes. Buvez une à trois tasses par jour.

Lutter contre la cellulite

L'eau chasse l'eau. Autrement dit, pour éliminer, il faut boire beaucoup. Et pour lutter contre la peau d'orange, la tisane de chiendent peut se révéler un allié de poids. Comptez une cuillère de plantes par tasse d'eau bouillante, laissez infuser dix minutes et buvez trois tasses par jour, avant 17 heures. Parfait contre la rétention d'eau.

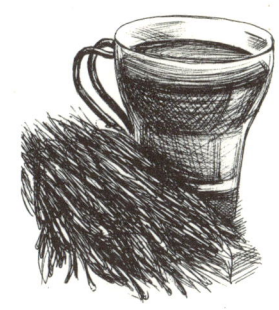

La tisane

Du cassis contre les rhumatismes

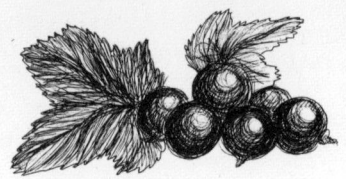

Pour soulager ses rhumatismes, grand-mère se prépare régulièrement de la tisane de cassis. Pour cela, elle porte à ébullition un litre d'eau qu'elle verse sur deux bonnes poignées de feuilles de cassis. Elle laisse infuser un quart d'heure au moins puis passe le mélange et en boit plusieurs tasses par jour.

Des cheveux châtains brillants

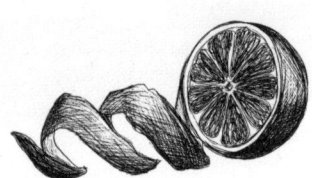

Pour donner de beaux reflets et faire briller les cheveux châtains ou auburn, il existe une solution économique et naturelle. En effet, il suffit de laisser infuser des écorces d'orange pendant vingt minutes et d'utiliser cette tisane en eau de rinçage. Vos cheveux seront éclatants de santé !

Contre les troubles de la digestion

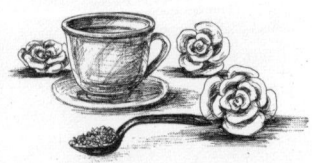

Besoin d'un remède maison contre les troubles de la digestion ? Essayez cette tisane stimulante ! Mélangez 50 grammes de racine de gentiane jaune, 50 grammes de fruits d'églantier et 50 grammes de feuilles de romarin. Comptez 1 cuillère à café de ce mélange par tasse de 250 millilitres d'eau. Laissez infuser 10 minutes et buvez 2 tasses par jour.

Une tisane contre la diarrhée

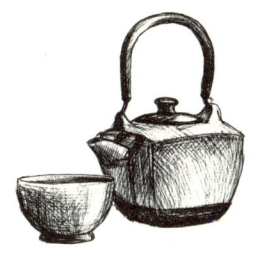

Portez environ 200 millilitres d'eau à ébullition et versez 2 cuillères à café de feuilles de ronce que vous aurez achetées en herboristerie ou récoltées au gré de vos promenades. Laissez ensuite infuser une bonne dizaine de minutes. Passez et buvez 3 à 4 tasses de cette tisane par jour, entre les repas.

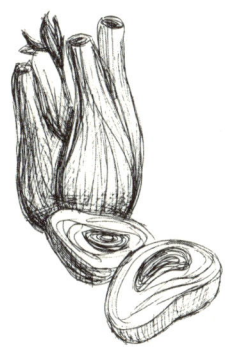

Calmer les règles douloureuses

Les règles douloureuses ? Malheureusement trop de femmes les subissent, en serrant les dents. Les antidouleurs ? Pas toujours envisageables sur le long terme. Vous voulez un remède plus doux et plus naturel ? Le fenouil est connu pour calmer les spasmes. Vous pouvez le consommer en tisane.

Contre la fatigue

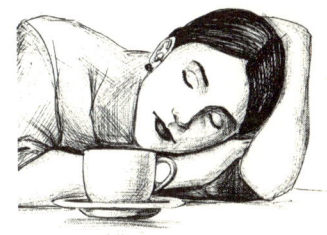

Si la fatigue rend toutes vos activités difficiles, il faut agir sans tarder. Vérifiez avant tout auprès de votre médecin que cette fatigue ne cache pas une pathologie quelconque. Si le problème n'est pas médical, faites confiance au romarin. En tisane, tout au long de la journée, il devrait vous redonner la pêche.

La tisane

Contre les extinctions de voix

Malheur, vous avez une réunion super importante à animer demain et voilà que votre voix s'est fait la malle. Heureusement, Grand-mère vous propose une tisane d'*Erysimum* ou de bouillon-blanc pour vous sauver la mise : préparez une infusion de plante séchée d'*Erysimum* ou de fleurs séchées de bouillon-blanc et buvez-en 2 à 4 tasses par jour. Vous pouvez aussi en faire des gargarismes plusieurs fois par jour. C'est un très bon remède, à utiliser sur une gorge saine.

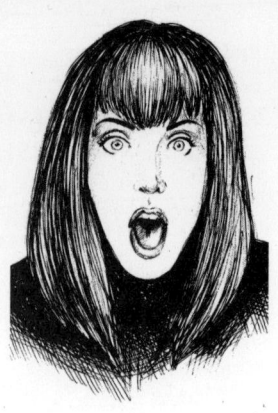

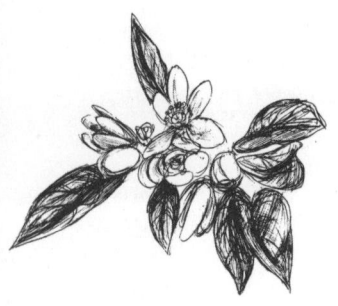

Fleurs d'oranger apaisantes

Votre petit a bien du mal à s'endormir le soir. Il réclame un dernier bisou, se lève dix fois, voit des monstres dans sa chambre… Plutôt que de vous fâcher, proposez-lui une tisane de fleur d'oranger, connue pour ses vertus apaisantes. À essayer aussi en huile essentielle, 2 gouttes dans une coupelle à déposer dans la chambre.

Une tisane contre le rhume des foins

Pour une fois, que diriez-vous d'anticiper ? Pour que le printemps ne soit plus synonyme de galère et de rhume des foins, essayez cette tisane maison ! Faites infuser des fleurs de sureau pendant plusieurs minutes. À boire régulièrement plusieurs semaines avant la période critique.

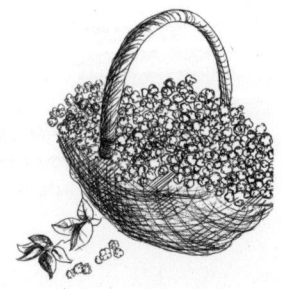

Soulager les aigreurs

Vous avez abusé ? Trop de graisses, trop d'alcool, en trop grosses quantités ? Votre estomac vous présente la note : des aigreurs vous cisaillent et rendent votre digestion plus que désagréable. Il vous faut vite une astuce pour apaiser ces douleurs ! En voilà une naturelle et qui devrait vous soulager rapidement : la réglisse. À mâchonner en bâton ou à boire en tisane. Attention à ne pas en faire une consommation excessive. Pour les personnes souffrant d'hypertension, de problèmes cardiaques ou hépatiques ainsi que les femmes enceintes, s'abstenir !

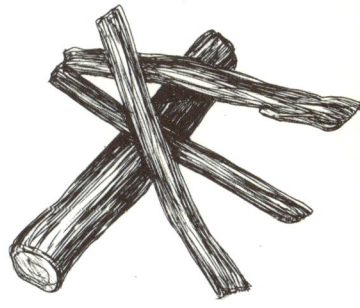

Calmer les enfants avant le dodo

Si vos enfants sont un peu agités ou s'ils rencontrent parfois des difficultés à s'endormir, ajoutez à l'eau de leur bain une décoction de tilleul (100 g par litre d'eau). Ensuite, juste avant le coucher, faites-leur boire une tisane, là encore de tilleul, que vous aurez laissé infuser une dizaine de minutes…

Contre les aigreurs d'estomac

Si vous souffrez régulièrement d'aigreurs d'estomac, le clou de girofle sera votre allié. En tisane, versez-en 1 cuillère à café dans une tasse d'eau bien chaude et laissez infuser 10 à 15 minutes. Filtrez et buvez tout au long de la journée. Vous pouvez aussi tout simplement mâcher un clou de girofle, en le mordant le plus longtemps possible.

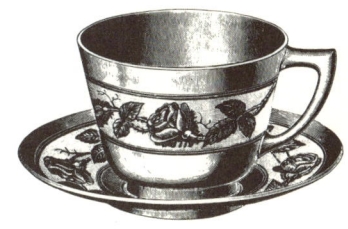

Le vinaigre

Le vinaigre

Vinaigre blanc, vinaigre d'alcool ou vinaigre de cristal : ces trois noms désignent le même produit. Un vinaigre transparent, dont le taux d'alcool ne dépasse guère les 8 degrés, ayant une odeur plus douce que le vinaigre de vin.

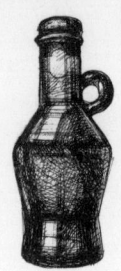

Le vinaigre blanc n'a aucune espèce d'attrait gustatif et pour cause : il est produit à la seule fin d'entretenir la maison.
C'est un produit nettoyant très efficace s'il est utilisé régulièrement. On l'emploie dilué dans de l'eau, parfois chauffé, pour augmenter son pouvoir nettoyant. Il dissout le calcaire, blanchit, assainit et désodorise. En revanche, il ne vous dispensera pas d'une bonne dose d'huile de coude si vous avez un peu tardé à faire le ménage. Comme c'est un produit naturel, écologique et bon marché. Il est particulièrement recommandé pour nettoyer les jouets que les enfants portent fréquemment à la bouche ou les sols, lorsqu'ils marchent encore à quatre pattes. Il remplace ponctuellement tous les produits conçus par les fabricants pour le détartrage des appareils ménagers. Il gagne à être utilisé pour nettoyer gourdes et thermos : il permet, en effet, d'éviter que ces contenants ne communiquent aux boissons leur goût de métal. On peut même s'en servir au jardin pour désherber. Quelques gouttes de vinaigre blanc dans l'eau d'un vase préserveront le bouquet plus longtemps et une bonne dose de vinaigre passée à la brosse sur les roues d'un vélo l'aidera à tenir la route.

> ### DU VINAIGRE SANS RAISIN
> Le vinaigre blanc n'a rien à voir avec le vin : il est issu de la fermentation d'alcool de betterave à sucre ou de maïs. Il peut aussi être fabriqué en diluant de l'acide acétique pure dans de l'eau.

En prévention

Si le vinaigre blanc est tout à fait inoffensif, il faut quand même faire preuve de prudence dans certains cas. Chauffer du vinaigre provoque quelques vapeurs désagréables, il est donc préférable d'ouvrir une fenêtre. Ensuite, il ne faut jamais utiliser vinaigre et eau de javel en même temps. On est parfois tenté de faire ce genre de mélange lorsque l'on s'escrime en vain sur une surface impossible à blanchir, mais ce réflexe est à bannir : les deux produits réagissent et deviennent alors fortement toxiques.

> ### VINAIGRE COLORÉ
> Il est possible que vous trouviez en rayon du vinaigre blanc coloré. Il doit sa couleur dorée à l'ajout de caramel. Optez plutôt pour du vinaigre blanc incolore, plus efficace. Le vinaigre coloré pourrait tacher votre linge !

Donner de la brillance aux cheveux

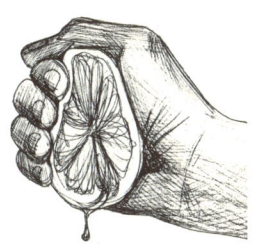

Quelle que soit la couleur de vos cheveux, Mamie a la solution pour redonner de la brillance à votre crinière. Comment ? Simplement en mélangeant dans une bouteille d'1,5 litre d'eau le jus de 2 citrons jaune et 2 cuillères à soupe de vinaigre de cidre. Utilisez cette préparation comme dernière eau de rinçage.

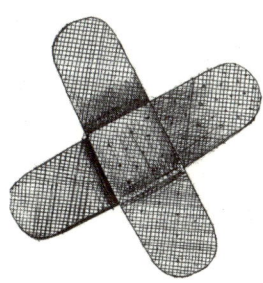

Chasser les verrues

Une vilaine verrue vous gâche l'existence ? Ne désespérez pas, Mamie est là et vous explique comment la faire disparaître. Faites macérer les écorces de 4 citrons avec du vinaigre durant une semaine. Appliquez-en sur votre peau puis couvrez à l'aide d'un pansement. Renouvelez l'opération 2 fois par jour jusqu'à ce que la verrue tombe.

Oust le hoquet !

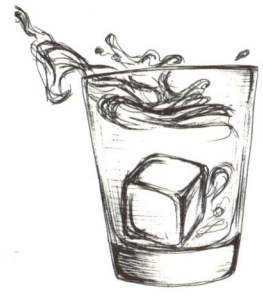

Faire peur ? Du sucre et du vinaigre ? Boire d'un trait ? Rien n'y fait, vous n'arrivez pas à vous débarrasser de ce hoquet ? Essayez ce truc : buvez un grand verre d'eau en 7 fois, en reposant le verre à chaque fois sur la table, mais sans attendre entre les 7 fois. Attention ni 6 ni 8, mais 7 !

Le vinaigre

Savon maison

Le bicarbonate de soude peut aussi faire office de savon. Diluez-en 4 cuillères à café dans 1 verre de vinaigre blanc. Une pâte homogène doit se former. Laissez reposer quelques minutes puis lavez-vous avec. Votre peau sera nettoyée en profondeur sans être agressée.

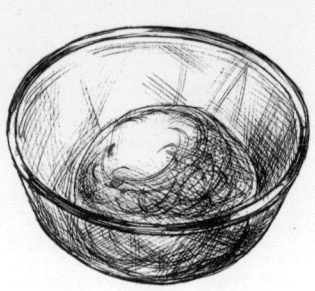

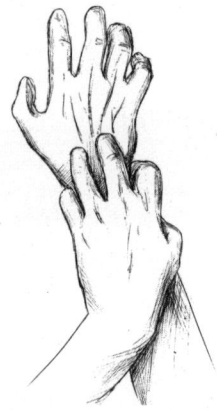

Calmer une crise d'urticaire

En cas d'urticaire, la médecine traditionnelle chinoise propose une décoction de gingembre. Versez 60 grammes de sucre en poudre brun et 30 grammes de gingembre frais dans 20 centilitres de vinaigre. Portez à ébullition pendant quelques minutes. Diluez ensuite avec un peu d'eau chaude et appliquez sur un coton. À tamponner plusieurs fois par jour.

Resserrer les pores

Voici une recette simple et économique pour chasser vos vilains points noirs : portez à ébullition une cuillère à soupe de pétales de rose séchés avec 1 tasse de vinaigre de cidre et 4 tasses d'eau. Laissez infuser 30 minutes puis, une fois le mélange refroidi, transvasez le tout dans un bocal hermétique. Deux semaines plus tard, filtrez et mettez en bouteille. Au réveil et au coucher, nettoyez votre visage avec.

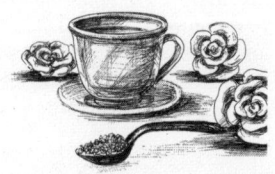

ÉLIMINER L'ODEUR D'UN PARFUM

Vous avez testé un parfum sur votre beau chemisier que vous détestez ? Chassez son odeur en vaporisant du vinaigre blanc dessus. Laissez sécher, puis sentez à nouveau : l'odeur est partie, comme par magie.

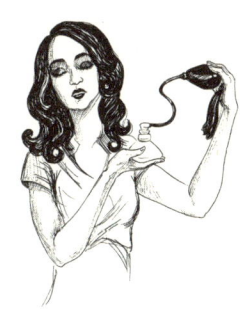

LOTION APRÈS-RASAGE

Ah les poils, on a beau les raser ou les épiler, ils reviennent toujours. Pourtant, il suffit de vous masser avec du vinaigre blanc après votre séance d'épilation pour limiter leur repousse. Pensez-y, vous verrez : vos maudits poils mettront davantage de temps à venir vous embêter.

GOMMAGE MAISON

Pour obtenir une peau lisse et douce, rien de mieux que les gommages. Enduisez-vous d'huile de colza, puis massez-vous énergiquement. Laissez agir 30 minutes, puis faites fondre 3 cuillères à soupe de sel dans 3 autres de vinaigre de cidre et frottez-vous avec. Rincez-vous abondamment à l'eau.

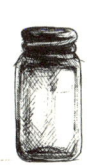 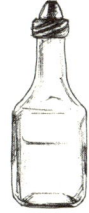 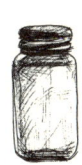

Le vinaigre

Brûleur de graisses

Les régimes ne sont pas votre tasse de thé. Faire attention : une dure épreuve que vous avez du mal à réussir tous les jours. Limitez les dégâts lors de vos craquages : mixez 500 g de tomates fraîches avec 5 grosses cuillères à soupe de vinaigre, 1 cuillère à café de piment doux et 1 branche de céleri. Votre préparation brûleuse de graisses est prête, il ne vous reste plus qu'à l'avaler.

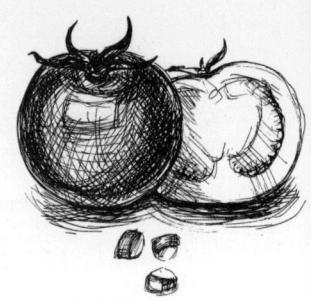

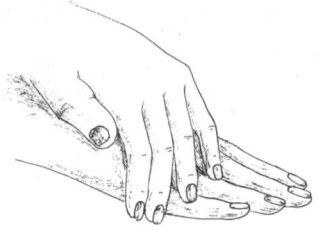

Ongles cassants

Si vos ongles se cassent sans cesse, fortifiez-les avec un bain vinaigré maison. Faites bouillir de l'eau chaude avec 3 cuillères à soupe de vinaigre de cidre. Trempez-y vos mains durant 15 minutes. Renouvelez l'opération 1 fois par semaine. Vos ongles seront plus forts et propres en prime !

Soulager une piqûre d'abeille

Si une abeille vous a piqué, commencez par expulser le dard. Apaisez ensuite la sensation de brûlure avec du vinaigre blanc appliqué en compresse. Laissez agir au moins 30 minutes. Poursuivez le traitement en apposant ensuite de la glace durant 30 minutes. Si la douleur persiste, alternez compresse vinaigrée et glace sur la zone touchée.

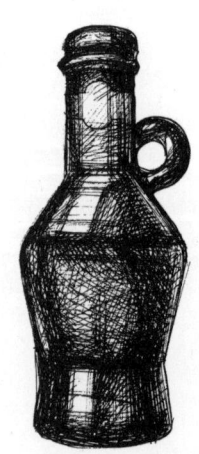

Règles abondantes

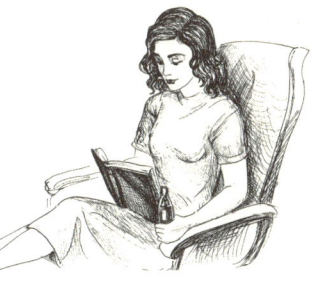

Certaines femmes ont des pertes trop importantes de sang durant leur période d'indisposition. Si tel est votre cas, il paraîtrait que l'on peut réguler le flux en avalant simplement 3 fois par jour 1 cuillère à soupe de vinaigre de cidre. Si vous voulez tester l'efficacité de ce remède de grand-mère, commencez la veille de vos règles si possible et poursuivez le traitement tout au long de celles-ci.

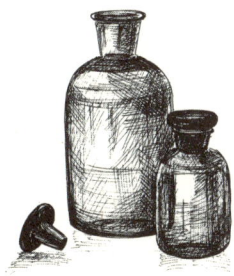

Halte aux piqûres d'ortie

Vous vous promeniez dans les bois et avez effleuré des orties par mégarde ? Ayez le bon réflexe et versez un peu de vinaigre d'alcool sur les zones touchées. En un passage, vos démangeaisons ne seront plus !

Lendemain de fête difficile

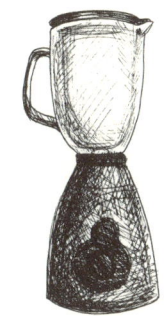

Vous avez fait la fête la nuit dernière ? La soirée était superbe et très arrosée… le lendemain est cependant plus difficile à gérer. Retrouvez du tonus avec le cocktail antigueule de bois de Mamie. Mélangez 1 grand verre de jus de tomate, 3 cuillères à soupe de vinaigre de cidre, 1 jus de citron, 4 tranches d'oignon, 3 cuillères à soupe de sucre, 4 branches de céleri, 2 cuillères à café de Tabasco, une pincée de sel et de poivre dans un récipient. Mixez le tout, filtrez et buvez. Le meilleur remède reste encore de ne pas boire ou de ne boire que très modérément.

Le vinaigre

Apaiser une entorse

En vrai petit sportif, vous avez trop forcé et vous vous retrouvez avec une entorse à la cheville. Commencez par appliquer de la glace, puis essayez cette astuce de Grand mère : trempez un linge propre dans du vinaigre blanc et enveloppez-le autour de votre cheville. Recouvrez le tout à l'aide d'un film étirable. Laissez agir toute la nuit et recommencez l'opération si besoin le lendemain. Bien sûr, si le mal persiste, consultez rapidement.

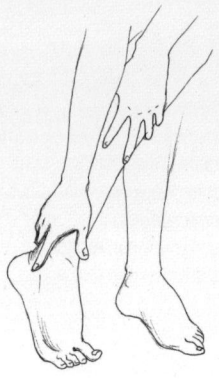

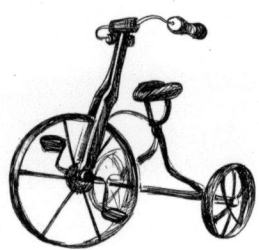

Soigner les écorchures

Votre enfant est tombé à vélo ? Rien de méchant, mais il s'est écorché le genou et vous n'avez plus de désinfectant… Courez dans votre cuisine, vous avez certainement du vinaigre blanc dans vos placards. Après avoir passé un coup d'eau froide, tamponnez un coton imbibé d'eau vinaigrée. Terminez en apposant un pansement.

Contre les coups de soleil

Vous avez oublié la crème solaire et vous êtes exposé sans protection ? Félicitations : vous êtes rouge écrevisse à présent ! Heureusement, Mamie a la solution : le vinaigre de cidre. Mélangez-le à de l'eau, à parts égales. Imprégnez un torchon de cette potion vinaigrée et tamponnez les zones douloureuses.

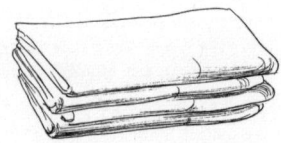

Soigner une brûlure

En parfait petit cordon-bleu, vous préparez le repas pour toute la famille… et soudain, un moment d'inattention et vous vous brûlez. Ayez le bon réflexe et évitez d'avoir des cloques : passez immédiatement de l'eau froide dessus, puis du vinaigre de cidre pur.

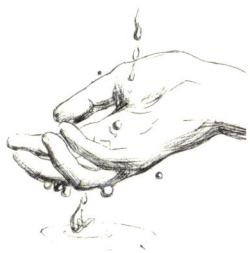

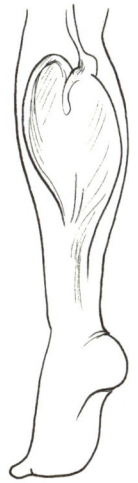

Contre les crampes musculaires

Vous dormez tranquillement quand une douleur vive au mollet survient : il s'agit souvent d'une crampe musculaire. Le muscle se contracte et vous ne pouvez rien y faire… Grand-mère conseillait de masser le mollet avec du vinaigre de cidre pur. Si la douleur persistait, elle préconisait de diluer 2 cuillères à café de cidre dans un verre d'eau tiède, d'en imbiber un coton et de l'apposer ensuite sur les zones douloureuses.

Estomper les bouffées de chaleur

La ménopause amène son lot de désagréments, comme les bouffées de chaleur. Grand-mère disait qu'on pouvait amoindrir leur effet en avalant 3 fois par jour 1 cuillère à café de vinaigre de cidre. Cela piquait le palais, mais le résultat en valait la peine : en 1 semaine, les bouffées de chaleur étaient moins violentes et moins fréquentes.

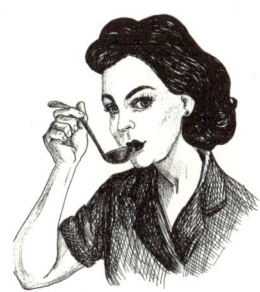

Le vinaigre

Un « antivenin » bien pratique

Vous adorez parcourir les bois des alentours ? Avant de partir, n'oubliez pas de prendre une fiole de vinaigre de cidre pur. À la moindre piqûre (araignée, puceron…), appliquez-en quelques gouttes sur les lésions.

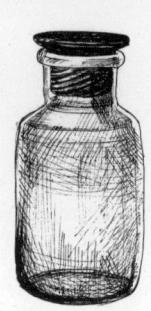

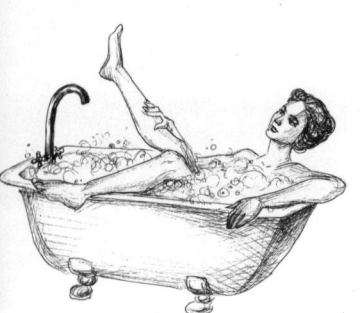

Bain relaxant

Rien de plus reposant qu'un bon bain chaud, surtout en période de stress ! Boostez son effet en rajoutant 3 cuillères à soupe de vinaigre de cidre dans votre eau de lavage. Restez-y 15 minutes au minimum.

Combattre les piqûres d'insectes

Zzzz… une fois au lit, ils tournent sans cesse autour de votre tête : les moustiques. Même caché sous votre couette, au matin, le constat est toujours le même : vous vous êtes fait piquer toute la nuit ! Il ne vous reste plus qu'à soulager votre peau meurtrie. Imbibez un coton de vinaigre de cidre et tamponnez les zones touchées délicatement, les démangeaisons disparaîtront comme par magie.

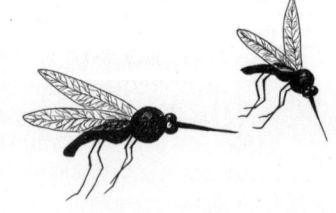

Éviter les bleus

Qui n'a jamais été maladroit au point de se cogner contre tout ce qui bouge ? Certainement pas Mamie ! Heureusement, elle avait toujours à portée de main une bouteille de vinaigre. Dès qu'elle subissait un petit choc, elle apposait sur la zone meurtrie une compresse imbibée de vinaigre blanc ou de cidre pendant 1 heure. Faites-en de même, vous ne ressemblerez plus à un petit schtroumpf !

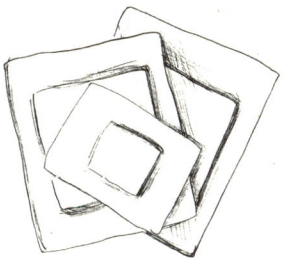

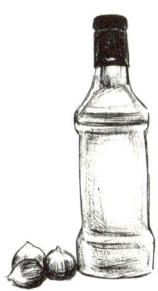

Limiter les flatulences

Le vinaigre de cidre fera des miracles pour chasser les gaz de votre estomac. Avant chaque repas, buvez-en 1 cuillère à café dans un grand verre d'eau. En une semaine, vous ne souffrirez plus de flatulences !

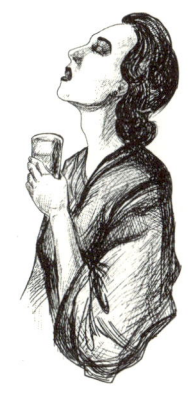

Apaiser une gingivite

Vous souffrez de douleurs aux gencives ? Suivez ce conseil de grand-mère : soulagez vos gencives rapidement avec un bain de bouche de vinaigre de cidre. Renouvelez l'opération plusieurs fois par jour. Si le mal persiste, consultez rapidement.

Le vinaigre

Soigner les aphtes

Ils piquent et gênent lorsque vous mangez : les aphtes. Chassez-les naturellement avec le remède miracle de Grand-mère : apposez sur la zone touchée un Coton-Tige imbibé de vinaigre blanc. Grand-mère affirmait qu'en 3 passages, le mal était enrayé.

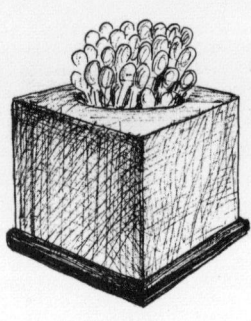

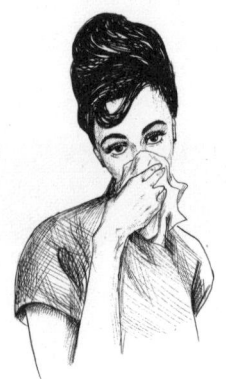

Halte au nez bouché

Rien de plus désagréable que d'avoir le nez pris. Remédiez-y avec l'inhalation préférée de Grand-mère. Portez à ébullition 1 verre d'eau avec 1 verre de vinaigre de cidre. Hors du feu, inhalez cette potion en vous recouvrant avec une serviette. 10 minutes plus tard, respirez : votre nez est débouché.

Faire partir une migraine

Lorsque les maux de tête surviennent, rien y fait : vous prenez votre mal en patience en attendant que la douleur s'en aille. Suivez plutôt ce remède de grand-mère. Humidifiez vos tempes de vinaigre de cidre et laissez agir 10 minutes.

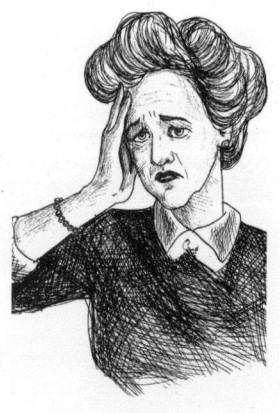

Faire baisser la fièvre

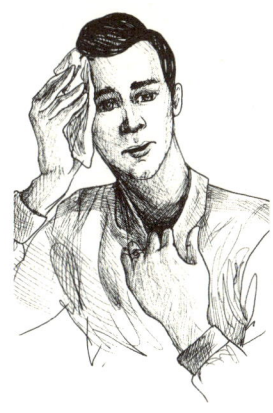

Vous sentez la fièvre arriver ? Soyez réactif et essayez de la limiter avec le remède miracle de Mamie. Dans un bol, mélangez 1 cuillère à soupe de vinaigre de rosat avec de l'eau. Frictionnez-vous le corps avec cette préparation et laissez agir toute une nuit.

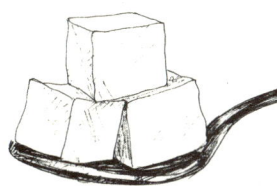

Stopper le hoquet

Vous avez avalé de travers et vous vous retrouvez avec le hoquet ? Essayez ce remède de grand-mère. Faites-le passer simplement en ingurgitant du vinaigre de cidre. Imbibez-en 1 morceau de sucre et croquez-le.

Éradiquer les verrues

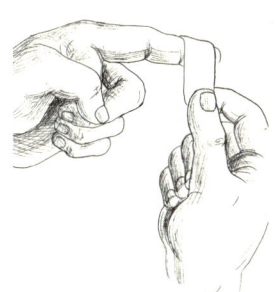

Si vous ne savez plus quoi faire avec vos verrues, essayez ce remède. Avant de vous coucher, imbibez un coton de vinaigre de cidre et placez-le sur votre verrue. Fixez le tout à l'aide d'un sparadrap et laissez agir toute la nuit. Au fil du temps, votre verrue va enfler, puis noircir et tomber naturellement. Soyez patient et suivez le traitement jusqu'au bout.

Le vinaigre

Chasser les mycoses des pieds

Vous avez des mycoses aux ongles des pieds ? Tentez de vous en débarrasser avec du vinaigre. 2 fois par jour, apposez-en 3 gouttes sur vos ongles infectés. Vous devrez attendre 2 mois de traitement avant de voir venir la repousse de vos ongles.

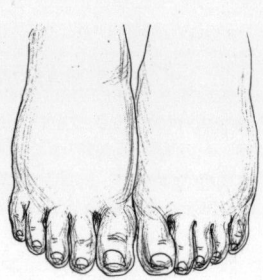

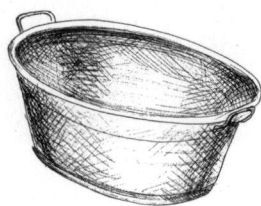

Soulager l'eczéma des mains

Vous avez de l'eczéma sur les mains ? Essayez de le faire partir avec du vinaigre de cidre. Dans 1 bassine, diluez-en 1 tasse avec 2 tasses d'eau chaude. Plongez-y vos mains pendant 10 minutes, au moins 2 fois par jour. Renouvelez l'opération le lendemain.

Apaiser l'urticaire

Vous souffrez d'urticaire ? Grand-mère pensait que le vinaigre de cidre était un précieux remède pour soulager les démangeaisons. Mélangez-en 2 cuillères à café avec de l'eau et appliquez sur les zones touchées.

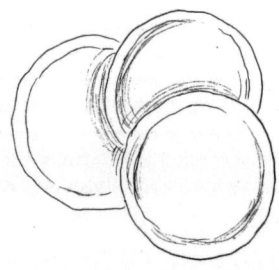

DES CHEVEUX BRILLANTS

Tonifiez vos cheveux naturellement. Portez à ébullition 1 litre d'eau avec 2 grosses poignées de thym. Laissez infuser 15 minutes avant de filtrer. Rajoutez 3 cuillères à soupe de vinaigre blanc, puis appliquez la préparation sur votre cuir chevelu.

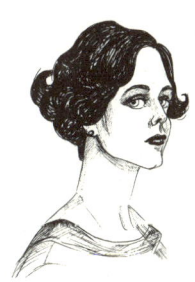

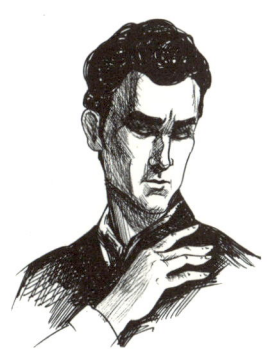

LOTION ANTIPELLICULAIRE

Chassez vos pellicules simplement avec le vinaigre de cidre. Mélangez-en 30 ml avec 2 gouttes d'huile essentielle de cèdre de l'Atlas, 2 d'huile essentielle de romarin et 2 autres d'huile essentielle de tea-tree. Appliquez ce mélange avec une éponge et massez délicatement. Une heure plus tard, rincez à l'eau.

MASQUE POUR CHEVEUX GRAS

Le vinaigre fera des miracles pour réguler votre sébum capillaire. Diluez de l'argile verte avec du vinaigre de cidre jusqu'à obtenir une pâte homogène. Appliquez des racines jusqu'aux pointes. Recouvrez-vous la tête à l'aide de papier aluminium et laissez poser 15 minutes. Puis lavez-vous les cheveux avec votre shampooing habituel.

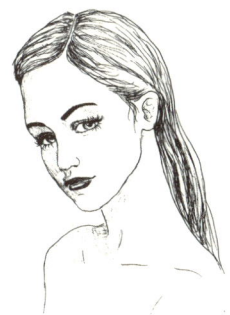

Le vinaigre

Chasser les frisures

Si vous avez les cheveux frisés, vous devez sûrement maudire les frisures qui vont avec ! Finissez-en une bonne fois pour toutes avec la lotion miracle de Mamie. Dans un récipient, jetez un verre d'eau chaude et une grosse poignée de flocons d'avoine. Laissez infuser durant 30 minutes. Filtrez et rajoutez 1 tasse de vinaigre de cidre. Après chaque lavage, rincez l'ensemble avec cette préparation.

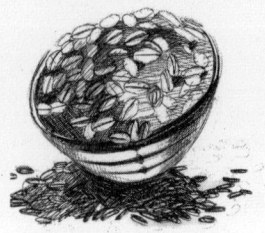

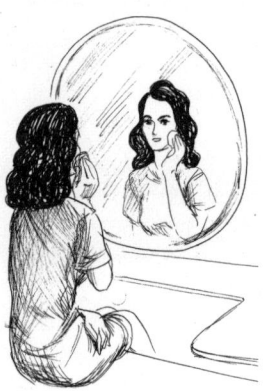

Contre les boutons

Grand-mère remédiait à ses problèmes de boutons naturellement avec le vinaigre de cidre. Piquez-lui son remède ! Dans un petit flacon, diluez-en 8 cuillères à soupe avec de l'eau. Chaque soir, appliquez cette lotion sur une peau nettoyée en évitant le contour des yeux. Laissez sécher 15 minutes, puis rincez avec un brumisateur.

Chasser les durillons

Vous avez des durillons au pied ? Pour y remédier, trempez une tranche de pain de mie dans 15 cl de vinaigre de cidre. Découpez un morceau, puis posez-le sur le durillon à l'aide d'une gaze. Faites tenir le tout avec du sparadrap et laissez agir toute une nuit. Le lendemain, les callosités seront ramollies. Il ne vous reste plus qu'à frotter. Si le mal s'aggrave, consultez.

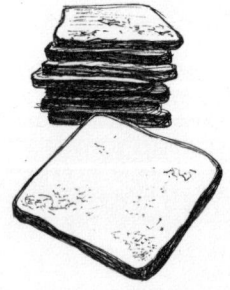

DES PIEDS IMPECCABLES

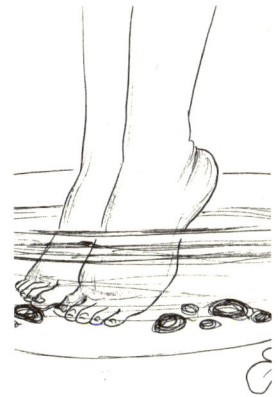

Prenez soin de vos pieds avec le vinaigre de cidre. Dans une bassine remplie d'eau chaude, versez-en 1 verre avec une poignée de gros sel. Trempez-y vos pieds durant 20 minutes. Terminez en les frottant avec une pierre ponce.

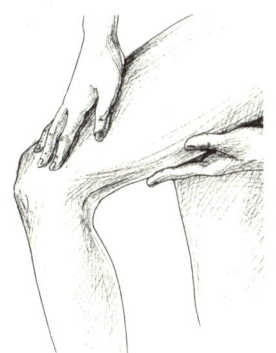

APAISER LES VARICES

Le vinaigre de cidre fait des miracles sur les varices. Appliquez-en pur et massez-vous avec tous les jours. Vous favoriserez ainsi votre circulation sanguine. Complétez votre soin en imbibant des bandages de vinaigre que vous laisserez poser une bonne heure.

UN COUPE-FAIM NATUREL

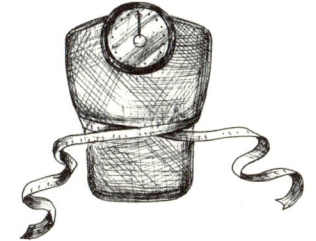

Si vous souhaitez faire attention à votre ligne, plutôt que de vous priver en supprimant un aliment, réduisez vos portions de nourriture. Pour vous y aider, buvez un grand verre d'eau avec 2 cuillères à café de vinaigre de cidre avant chaque repas.

Le vinaigre

Faire durer le vernis

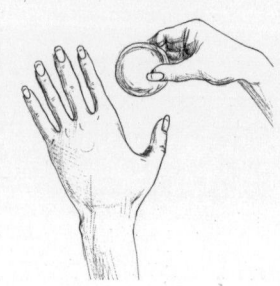

C'est toujours la même histoire : tous les 2 jours, votre vernis s'écaille et vous devez refaire vos ongles. Pour le faire durer plus longtemps, avant de l'appliquer, humidifiez vos ongles avec un coton imprégné de vinaigre blanc. Laissez sécher : il ne vous reste plus qu'à choisir votre teinte.

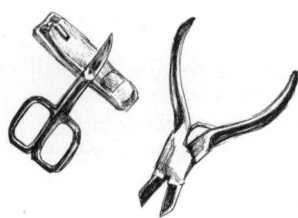

Des ongles impeccables

Si vous voulez avoir de belles mains avec de beaux ongles, vous devez prendre soin de vos cuticules. Comment ? Simplement avec du vinaigre blanc. Trempez vos doigts dans un bol d'eau tiède vinaigrée pendant 5 minutes. Vos cuticules se ramolliront et vous les pousserez plus facilement.

Booster une crème hydratante pour les mains

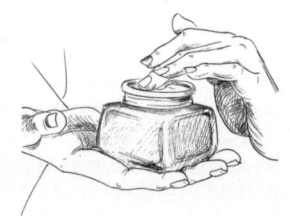

Lorsque l'hiver est rude, il est fréquent d'avoir les mains asséchées par le froid. Petit à petit, elles deviennent rugueuses, même si vous utilisez une crème pour les mains. La solution : ajoutez du vinaigre de cidre à votre soin et massez-vous soigneusement avec. Renouvelez l'opération plusieurs fois par jour.

Un déodorant maison

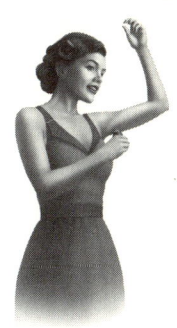

Une alternative aux déodorants industriels : diluez 1 verre d'eau avec 1 verre de vinaigre de lavande ou de rosat. À l'aide d'un coton imbibé de votre mélange, tamponnez délicatement vos aisselles avec.

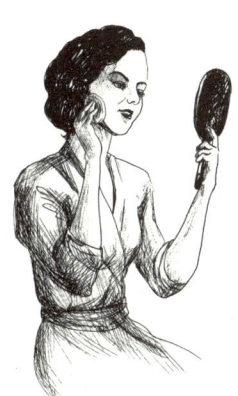

Resserrer les pores de la peau

Avec la fatigue, le stress et la pollution, les pores de votre peau se dilatent. Résultat : des boutons se forment et des points noirs apparaissent. La solution pour les chasser d'un coup ? Le vinaigre de rosat. Dans 1 litre de ce produit miracle, diluez 8 cuillères à soupe d'eau. Nettoyez votre peau avec cette préparation le matin au réveil et le soir avant de vous coucher.

Masque désincrustant

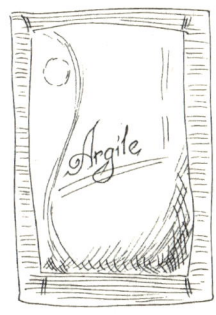

Retrouvez une peau saine sans imperfections avec le masque maison de Grand-mère. Dans un bol, diluez 2 cuillères à soupe d'argile avec 2 de vinaigre de cidre jusqu'à obtenir une pâte onctueuse. À l'aide d'un pinceau, appliquez sur votre visage en couche épaisse. Dix minutes plus tard, rincez soigneusement : 1 fois à l'eau chaude et 1 fois à l'eau froide.

Le vinaigre

Soin pour les peaux sensibles

Votre peau s'irrite facilement ? Soulagez-la naturellement avec un masque apaisant. Dans un bol, mélangez 1 cuillère à soupe de vinaigre, 3 d'eau et 4 autres de farine d'avoine. Le mélange doit être épais et homogène. Appliquez votre mixture sur le visage, puis attendez qu'elle sèche avant de la retirer à l'eau vinaigrée.

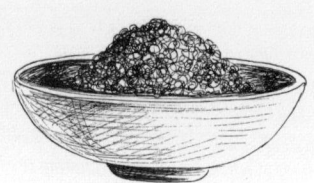

Une peau nette

Si vous avez des points noirs et des boutons sur votre visage, ce masque est fait pour vous : écrasez 3 grosses fraises dans un bol. Rajoutez 1 tasse de vinaigre de cidre et laissez reposer 2 heures. Retirez le surplus de vinaigre, puis appliquez sur votre visage en évitant le contour des yeux le soir au coucher. Le lendemain, retirez le tout à l'eau.

Cheveux sans pellicules

Vous avez déjà tout testé et rien n'y fait : vos pellicules reviennent sans cesse… Grand-mère connaît une solution miraculeuse : après chaque shampooing, elle rinçait son cuir chevelu avec une lotion composée de 2 tasses d'eau chaude et 1 tasse de vinaigre de cidre. En à peine 3 lavages, les pellicules disparaissaient comme par magie.

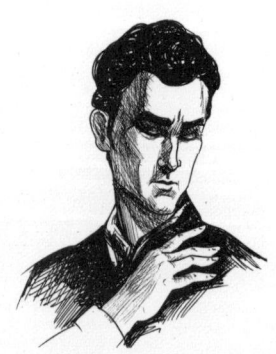

HALTE AUX POUX

Vos petits ont attrapé des poux à l'école ? Les vilaines bêtes résistent de mieux en mieux aux produits du commerce, semble-t-il. Fabriquez donc votre propre shampooing antipoux : mélangez à parts égales de l'eau tiède et du vinaigre blanc. Laissez agir 30 minutes en ayant pris soin d'enrouler votre tête dans une serviette chaude puis rincez.

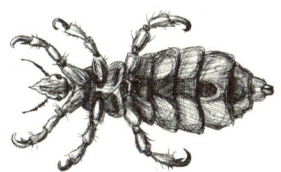

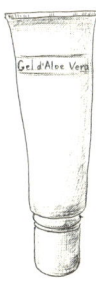

VINAIGRE OU CITRON CONTRE LES VERRUES

Les verrues plantaires sont parfois douloureuses et pas faciles à traiter. Un remède de Mamie, cela vous dit ? Essayez l'ail macéré dans du vinaigre ou de l'écorce de citron macérée dans du vinaigre, des remèdes efficaces, aujourd'hui reconnus par la communauté médicale !

UNE PIQÛRE D'ORTIE

Si l'on saisit les feuilles d'ortie par en dessous, on ne se pique pas. Lorsqu'on ne sait pas prendre l'ortie dans le sens du poil, en revanche, l'irritation est immédiate. Pour la faire passer, frottez-vous vigoureusement avec du vinaigre.

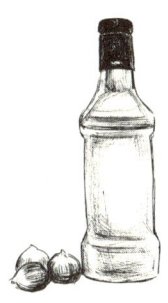

LE VINAIGRE

DES CHEVEUX EN PLEINE SANTÉ

L'ortie traite de façon naturelle les débuts de calvitie. Cette plante active la repousse des cheveux et élimine en même temps les pellicules. Faites une infusion de feuilles d'ortie, laissez-la refroidir et ajoutez-y un trait de vinaigre de cidre. Secouez bien et utilisez cette lotion en dernière eau de rinçage après le shampooing.

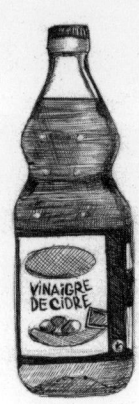

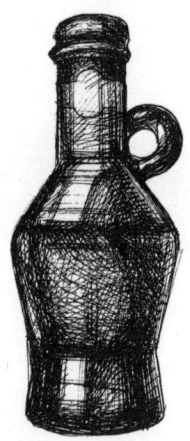

TUER POUX ET LENTES

Pour éradiquer poux et lentes, en complément des traitements qui s'achètent en pharmacie, massez-vous les cheveux avec du vinaigre blanc pendant un bon quart d'heure, rincez bien les cheveux. Recommencez à chaque shampooing jusqu'à disparition complète des petites bêtes.

RINÇAGE POUR RAVIVER LE BLOND DES CHEVEUX

Pour éclairer votre chevelure blonde, utilisez, comme dernière eau de rinçage après le shampooing, une infusion de camomille matricaire, à laquelle vous pouvez ajouter un trait de vinaigre de cidre.

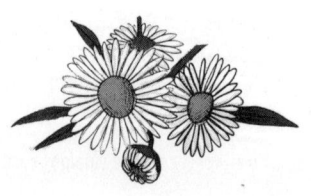

Rinçage pour des cheveux brillants

Pour donner de l'éclat à votre chevelure, après le shampooing, utilisez comme dernière eau de rinçage un bon litre d'eau additionné d'un trait de vinaigre de cidre.

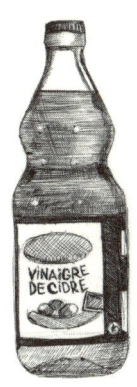

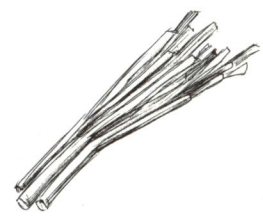

Des reflets brillants pour les cheveux bruns

Grâce à une décoction de poireaux, vos cheveux bruns ou châtains s'illumineront de reflets chatoyants. Faire cuire trois poireaux dans 1 litre d'eau, à recycler en soupe ou à déguster à la vinaigrette par exemple, et le tour est joué ! Reste à recueillir le bouillon et à s'en servir comme eau de rinçage.

Raviver la couleur des cheveux

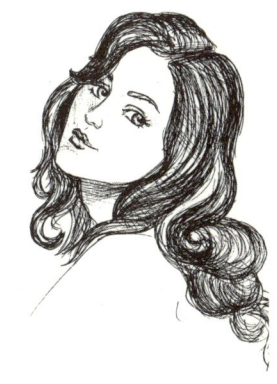

Avec le temps, vos cheveux deviennent ternes. Pour leur redonner un coup d'éclat et de beaux reflets, utilisez le vinaigre comme dernière eau de rinçage lorsque vous les lavez. Si vous avez les cheveux blonds, optez pour le vinaigre blanc ou le vinaigre de cidre. Les têtes rousses appliqueront uniquement du vinaigre de framboise. Quant aux crinières brunes : le vinaigre rouge ou balsamique fera des miracles.

Auteurs : Céline Willefrand pour Publicimo, Élodie Baunard et Sonia de Sousa
Illustratrice : Irina Sarnavska – Lenivitz production

EDITIONS ESI

60, rue Vitruve, 75020 Paris
Imprimé par FINIDR - Lipova cp. 1965 - 73701 Cesky Tesin,
République tchèque
© Éditions ESI - Dépôt légal : juin 2013 - Achevé d'imprimer : mai 2013

ISBN : 978-2-8226-0301-0 - N° Sofédis : S530388
Tous droits réservés pour tous pays.
« Toute représentation ou reproduction, intégrale ou partielle, faite sans le consentement de l'auteur, ou de ses ayants droit, ou ayants cause, est illicite » (article L.122-4 du code de la propriété intellectuelle). Cette représentation ou reproduction, par quelque procédé que ce soit, constituerait une contrefaçon sanctionnée par l'article L.335-2 du code de la propriété intellectuelle. Le code de la propriété intellectuelle n'autorise, aux termes de l'article L.122-5, que les copies ou les reproductions strictement réservées à l'usage privé du copiste et non destinées à une utilisation collective, d'une part, et, d'autre part, que les analyses et les courtes citations dans un but d'exemple et d'illustration